TIMES OF THE REMEDIES

AND

MOON PHASES

BY

C. M. BOGER, M.D.

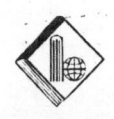

B. JAIN PUBLISHERS (P) LTD.

USA — EUROPE — INDIA

TIMES OF THE REMEDIES AND MOON PHASES

11th Impression: 2020

All rights reserved. No part of this book may be reproduced, stored in a retrieval system or transmitted, in any form or by any means, mechanical, photocopying, recording or otherwise, without any prior written permission of the publisher.

© with the Publisher

Published by Kuldeep Jain for
B. JAIN PUBLISHERS (P) LTD.
B. Jain House, D-157, Sector-63,
NOIDA-201307, U.P. (INDIA)
Tel.: +91-120-4933333 • Email: info@bjain.com
Website: **www.bjain.com**

Printed in India

ISBN: 978-81-319-0304-9

IN MEMORIUM

Dr. Cyrus Maxwell Boger was the son of Professor Cyrus and Isabelle Maxwell Boger. He received his early education in the public school of Lebonon, Pa, and graduated from the Philadelphia College of Medicine. He later on studied at the Hahnemann Homœopathic College in Philadelphia and qualified himself as a homœopath.

Dr. Boger became widely known through a large number of learned contributions to homœopathic literature. His authorship of several scientific textbooks, his repertory construction, translation of several medical books from notable German authors and his indefatigable labour in research works—Provings of Samarskite, Times of the Remedies, Moon Phases, Synoptic Key of Materia Medica, etc., made him universally recognised as an author of considerable eminence.

His vast knowledge of the homœopathic science, his comprehension of homœopathic philosophy and materia medica and his ability in prescribing were thoroughly exhibited and he is rightly looked upon as having attained a position in the knowledge and art of homœopathic practice that few ever occupied.

Dr. Boger aged 74, passed away on 2nd. September, 1935, after an illness lasting two weeks. The demise of this hoary-headed physician has brought to the followers of Hahnemann a deep sense of irreparable loss.

FOREWARD

"The Times of the Remedies" was mainly based upon Dr. Boger's own practical observations and long clinical experience. He was of opinion that the particular time when a medicine manifests its full therapeutic action is often of decisive importance. This compilation is made out with the object of elucidating and facilitating a reference to this factor, in selecting the similimum.

The portion devoted to "aggravations" and "ameliorations" is a translation from an article which originally appeared in *The Zeitschrift des Berliner Vereines Homœpatischer Aerzte* (Vol. XXV). Subsequently it was thoroughly revised and enlarged by the learned author.

Dr. Boger has emphasised the importance of "time-factor" and the "Moon-Phases" in the action of a drug. It is rather a new method of application of remedies developed from an extensive research work, carried on by this indefatigable worker in the cause of advancement of the homœopathic science and it is due to his tireless energy and hard work that a new angle of vision in prescribing medicines has been brought about.

The learned author could not complete his experiments, as his valuable life was cut short by the cruel hands of Death, and he has left his great work to the present day Homœopaths, to be developed fully and thereby to fulfil the cherished desires of his life.

We trust this unique publication may prove a useful reference table in the hands of the conscientious prescriber.

Abbreviated names of Medicines and their full names.

FULL NAMES.	ABBREVIATIONS.
Abies Nigra	Abies-N.
Abrotanum	Abrot.
Absinthium	Absin.
Acalypha Indica	Acal.
Acetic Acid	Acet-Ac.
Aconitum Napellus	Acon.
Æsculus Hippocastanum	Æsc.
Æthusa Cynapium	Æth.
Agaricus Muscarius	Agar.
Agnus Castus	Agn.
Ailanthus Glandulosa	Ail.
Allium Cepa	All-C.
Aloe Socotrina	Aloe.
Alstonia Scholaris	Alst.
Alumen	Alumn.
Alumina	Alum.
Ambra Grisea	Ambr.
Ammoniacum Gummi	Ammc.
Ammonium Bromicum	Am-Br.
Ammonium Carbonicum	Am-C.
Ammonium Muriaticum	Am-M.
Anacardium Orientale	Anac.
Angustura	Ang.
Antimonium Crudum	Ant-C.
Antimonium Tartaricum	Ant-T.
Apis Mellifica	Apis.
Aralia Racemosa	Aral.
Aranea Diadema	Aran.

LIST OF ABBREVIATIONS.

FULL NAMES.	ABBREVIATIONS.
Argentum Metallicum	Arg-M.
Argentum Nitricum	Arg-N.
Arnica Montana	Arn.
Arsenicum Album	Ars.
Arsenicum Iodatum	Ars-I.
Arum Triphyllum	Arum-T.
Asafœtida	Asaf.
Asarum Europæum	Asar.
Asclepias Tuberosa	Asc-T.
Asterias Rubens	Aster.
Aurum Metallicum	Aur.
Badiaga	Bad.
Baptisia	Bapt.
Baryta Carbonica	Bar-C.
Belladonna	Bell.
Benzoic Acid	Benz-Ac.
Berberis Vulgaris	Berb.
Bismuthum Metallicum	Bism.
Borax	Bor.
Bovista	Bov.
Bromium	Brom.
Bryonia Alba	Bry.
Bufo	Bufo.
Cactus Grandiflora	Cact.
Cadmium Sulphuratum	Cadm.
Cajaputum	Caj.
Caladium Seguinum	Calad.
Calcarea Arsenicosa	Calc-Ars.
Calcarea Carbonica	Calc-C.
Calcarea Fluorica	Calc-F.
Calcarea Iodata	Calc-I.
Calcarea Phosphorica	Calc-P.
Calcarea Sulphurica	Calc-S.

LIST OF ABBREVIATIONS.

FULL NAMES.	ABBREVIATIONS.
Camphora	Camph.
Cannabis Indica	Cann-I.
Cannabis Sativa	Cann-S.
Cantharis	Canth.
Capsicum Annum	Caps.
Carbo Animalis	Carb-An.
Carboneum Sulphuratum	Carb-S.
Carbo Vegetabilis	Carb-V.
Castor Equi	Cast-Eq.
Castoreum	Cast.
Caulophyllum Thalictroides	Caul.
Causticum	Caust.
Cedron	Cedr.
Cenchris Contotrix	Cench.
Cepa	Cepa.
Chamomilla	Cham.
Chelidonium Majus	Chel.
China Officinalis	Chin.
Chininum Arsenicum	Chin-Ars.
Chininum Sulphuricum	Chin-S.
Chionanthus Virginica	Chion.
Chloralum	Chlol.
Chlorum	Chlor.
Chromic Acid	Chrom-Ac.
Cicuta Virosa	Cic.
Cimex Lactularius	Cimx.
Cimicifuga	Cimic.
Cina	Cina.
Cinnabaris	Cinnb.
Cistus Canadensis	Cist.
Clematis Erecta	Clem.
Coca	Coca.
Cocculus Indica	Cocc.
Coccus Cacti	Coc-C.

Full Names.	Abbreviations.
Codeinum	Cod.
Coffea Cruda	Coff.
Colchicum Autumnale	Colch.
Colocynth	Coloc.
Commocladia Dentata	Com.
Conium Maculatum	Con.
Copaiva Officinalis	Cop.
Cornus Circinata	Corn.
Crocus Sativus	Croc.
Crotalus Cascavella	Crot-C.
Crotalus Horridus	Crot-H.
Croton Tiglium	Crot-T.
Cuprum Arsenicosum	Cup-Ars.
Cuprum Metallicum	Cup.
Curare	Cur.
Cyclamen Europeum	Cycl.
Digitalis Purpurea	Dig.
Dioscorea Villosa	Dios.
Dirca Palustris	Dirc.
Dolichos Pruriens	Dol.
Drosera Rotundifolia	Dros.
Dulcamara	Dulc.
Elaps Corallinus	Elaps.
Elaterium	Elat.
Epiphegus Virginiana	Epiph.
Equisetum Hyemale	Equis.
Eucalyptus Globus	Eucal.
Eugenia Jambos	Eugen.
Eupatorium Perfoliatum	Eup-P.
Eupatorium Purpureum	Eup-Purp.
Euphorbia Corollata	Euph-Cor.
Euphorbium	Euph.
Euphrasia	Euphr.
Eupion	Eupi.

LIST OF ABBREVIATIONS.

Full Names.	Abbreviations.
Fagopyrum Esculentum	Fago.
Ferrum Metallicum	Fer.
Ferrum Muriaticum	Fer-M.
Ferrum Phosphoricum	Fer-P.
Fluoric Acid	Fluo-Ac.
Formica Rufa	Form.
Gambogia	Gamb.
Gelsemium Sempivirens	Gels.
Gentiana Lutea	Gent-L.
Glonoin	Glon.
Granatum	Gran.
Graphites	Graph.
Guaiacum	Guai.
Guarea Trichilioides	Guar.
Gymnocladus Canadensis	Gymn.
Hæmatoxylon Campechianum	Hæm.
Hamamelis Virginica	Ham.
Helleborus Niger	Hell.
Helonias Dioica	Helon.
Hepar Sulphuris Calcareum	Hep.
Hura Braziliensis	Hura.
Hydrastis Canadensis	Hydr.
Hydrocyanic Acid	Hydro-Ac.
Hyoscyamus Niger	Hyos.
Hypericum Perforatum	Hyper.
Iberis Amara	Iber.
Ignatia Amara	Ign.
Indigo	Indg.
Indium Metallicum	Ind.
Iodium	Iod.
Ipecacuanha	Ipec.
Iris Fœtidissima	Iris-F.
Iris Versicolor	Iris.

LIST OF ABBREVIATIONS.

FULL NAMES.	ABBREVIATIONS.
Jaborandi	Jab.
Jacaranda Caroba	Jac.
Jalapa	Jal.
Jatropha Curcus	Jatr.
Juglans Cinerea	Jug-C.
Kali Arsenicosum	Kali-Ars.
Kali Bichromicum	Kali-B.
Kali Bromatum	Kali-Br.
Kali Carbonicum	Kali-C.
Kali Chloricum	Kali-Chl.
Kali Cyanatum	Kali-Cy.
Kali Iodatum	Kali-I.
Kali Muriaticum	Kali-M.
Kali Nitricum	Kali-N.
Kali Phosphoricum	Kali-P.
Kali Sulphuricum	Kali-S.
Kalmia Latifolia	Kalm.
Kobaltum	Kobalt.
Kreosotum	Kreos.
Lac Caninum	Lac-C.
Lac Defloratum	Lac-D.
Lachesis	Lach.
Lachnanthes Tinctoria	Lachn.
Lactic Acid	Lact-Ac.
Lactuca Sativa	Lact-S.
Lactuca Virosa	Lact.
Laurocerasus	Laur.
Ledum Palustre	Led.
Leptendra Virginica	Lept.
Lilium Tigrinum	Lil-T.
Lithium Carbonicum	Lith-C.
Lobelia Inflata	Lob.
Lycopodium Clavatum	Lyc.

LIST OF ABBREVIATIONS.

FULL NAMES.	ABBREVIATIONS.
Lycopus Virginicus	Lycps.
Lyssin	Lyss.
Magnesia Carbonica	Mag-C.
Magnesia Muriatica	Mag-M.
Magnesia Phosphorica	Mag-P.
Magnesia Sulphurica	Mag-S.
Magnetis Polus Australis	Mag-Aust.
Mancinella	Manc.
Manganum Metallicum	Mang.
Marum Verum	Mar.
Medorrhinum	Med.
Melilotus	Meli.
Menthol	Menth.
Menyanthes Trifoliata	Meny.
Mephitis	Meph.
Mercurialis Perennis	Merl.
Mercurius Corrosivus	Merc-C.
Mercurius Cyanatus	Mer-Cy.
Mercurius Iodatus Flavus	Merc-I-F.
Mercurius Iodatus Ruber	Merc-I-R.
Mercurius Solubilis	Merc-S.
Mercurius Sulphuricus	Merc-Sulph.
Mercurius Vivus	Merc.
Mezerium	Mezer.
Millefolium	Mill.
Morphinum	Morph.
Moschus	Mosch.
Murex Purpurea	Murx.
Muriatic Acid	Mur-Ac.
Mygale Lasiodora	Mygal.
Myrica Cerifera	Myric.
Naja Tripudians	Naja.
Natrum Arsenicosum	Nat-Ars.

Full Names.				Abbreviations.
Natrum Carbonicum	.	.	.	Nat-C.
Natrum Muriaticum	.	.	.	Nat-M.
Natrum Phosphoricum	.	.	.	Nat-P.
Niccolum	.	.	.	Nicc.
Nitric Acid	.	.	.	Nit-Ac.
Nitro-Muriatic Acid	.	.	.	Nit-M-Ac.
Nuphar Luteum	.	.	.	Nuph.
Nux Moschata	.	.	.	Nux-M.
Nux Vomica	.	.	.	Nux-V.
Oleander	.	.	.	Olnd.
Oleum Animale	.	.	.	Ol-An.
Oleum Jecoris Aselli	.	.	.	Ol-J.
Onosmodium	.	.	.	Onos.
Opium	.	.	.	Op.
Osmium	.	.	.	Osm.
Oxalic Acid	.	.	.	Ox-Ac.
Pæonia Officinalis	.	.	.	Pæon.
Palladium	.	.	.	Pall.
Pareira Brava	.	.	.	Pareir.
Paris Quadrifolia	.	.	.	Par.
Petroleum	.	.	.	Petr.
Phellandrium Aquaticum	.	.	.	Phel.
Phosphoric Acid	.	.	.	Phos-Ac.
Phosphorus	.	.	.	Phos.
Physostigma	.	.	.	Phys.
Phytolacca Decandra	.	.	.	Phyt.
Picric Acid	.	.	.	Pic-Ac.
Piper Methysticum	.	.	.	Pip-M.
Plantago Major	.	.	.	Plant.
Platinum Metallicum	.	.	.	Plat.
Plumbum Metallicum	.	.	.	Plb.
Podophyllum Peltatum	.	.	.	Podo.
Polyporus Officinalis	.	.	.	Polyp.
Prunus Spinosa	.	.	.	Prun.

LIST OF ABBREVIATIONS.

FULL NAMES.	ABBREVIATIONS.
Psorinum	Psor.
Ptelea Trifoliata	Ptel.
Pulsatilla	Puls.
Pyrogen	Pyrog.
Radium	Rad.
Ranunculus Bulbosus	Ran-B.
Ranunculus Scleratus	Ran-S.
Raphanus	Raph.
Ratanhia	Rat.
Rheum	Rheum.
Rhododendron	Rhod.
Rhus Toxicodendron	Rhus-T.
Rhus Venenata	Rhus-V.
Robinia	Rob.
Rumex Crispus	Rumx.
Ruta Graveolens	Ruta.
Sabadilla	Sabad.
Sabina	Sabin.
Salicylic Acid	Sal-Ac.
Sambucus Nigra	Samb.
Sanguinaria	Sang.
Sanicula Aqua.	Sanic.
Sarracenia Purpurea	Sarr.
Scilla Maritima	Scilla.
Secale Cornutum	Sec.
Selenium	Sel.
Senecio Aureus	Senec.
Senega	Seneg.
Sepia	Sep.
Silicea	Sil.
Sinapis Nigra	Sin-N.
Solanum Nigrum	Sol-N.
Solanum Tuberosum Ægrotans	Sol-T-Æ
Spigelia Anthelmintica	Spig.

LIST OF ABBREVIATIONS.

Full Names.	Abbreviations.
Spiræa Ulmaria	Spir.
Spongia Tosta	Spong.
Stannum Metallicum	Stan.
Staphysagria	Staph.
Sticta Pulmonaria	Stict.
Stillingia Sylvatica	Still.
Stramonium	Stram.
Strontiana Carbonica	Stront.
Sulphur	Sulph.
Sulphuric Acid	Sulph-Ac.
Sumbul	Sumb.
Symphytum	Symph.
Syphilinum	Syph.
Tabacum	Tab.
Taraxacum	Tarax.
Tarentula	Tarent.
Taxus Baccata	Tax.
Tellurium	Tell.
Thea Chinensis	Thea.
Thrombidium	Thromb.
Thuja Occidentalis	Thuj.
Tilia Europæa	Til.
Tuberculinum	Tub.
Ustilago	Ust.
Valeriana	Valer.
Veratrum Album	Verat.
Veratrum Viride	Verat-V.
Verbascum Thapsus	Verb.
Viburnum Opulus	Vib.
Viola Odorota	Viol-O.
Viola Tricolor	Viol-T.
Xanthoxyllum	Xanth.
Zincum Metallicum	Zinc.
Zingiber	Zing.

Times of the Remedies and Moon Phases.

1 A.M.:—Agar., Alum., Am-C., ARS., Bor., Bry., Calad., Canth., **Carb-V.,** Caul., Caust., Coc-C., Cocc., Con., Fer., Gels., Iris., Kali-C., Kreos., Lachn., Laur., Mag-C., **Mag-M.** Mang., Merc., Merc-I-F., Mur-Ac., Nat-C., Nat-M., Nat-P., Nit-Ac., Nux-V., Pall., Phos., Phos-Ac., Plant., Psor., Ptel., **Puls.,** Scil., Sep., Sil., Spong., Staph., Stront., Sulph., Thuj.

1 A.M. to 2 A.M.:—Aloe., **Ars., Coloc.,** Dios., Rum., **Sulph.,** Zing.

1 A.M. to 3 A.M.:—Hep., Kali-N., Sulph., Tereb.

1 A.M. to 4 A.M.:—Am-M., Apis., Bor., Bufo., Phos., Psor., Syph., Tabac.

1 A.M. to 5 A.M.:—Ars., Mag-C.

1 A.M. to 10 A.M.:—Elap.

1 A.M. to 12 Noon:—Ars.

1 A.M. to 1 P.M.:—Chin.

1-30 A.M.:—Chin-S.

1-30 A.M. to 2-30 A.M.:—Agar.

2 A.M.:—Agar., Aloe., Ambr., Am-C., Am-M., Anac., Ant-T., Arn., ARS., Arum-T., Aur., Bapt., Bell., BENZ-AC., Berb., Bor., Bry., Calc-C., **Canth.,** CAUST., Cepa., Cham., Chin., Chin-S., Cic., Cimic., Coca., Coc-C., Cocc., Coff., Colch., Como., Con., Cup., Dios., **Dros.,** Dulc., Euphr., **Fer.,** Flu-Ac., Glon., **Graph.,** Grat., **Hep.,**

Hyper., Iber., Ign., Indg., **Iris.,** Jab., **Kali-Ars., Kali-B.,** Kali-Br., **Kali-C.,** Kali-I., Kali-N., Kali-P., Kreos., **Lach., Lachn., Lyc.,** Lyss., **Mag-C.,** Mag-M., Merc., **Mezer.,** Morph., Myric., Nat-Ars., Nat-C., **Nat-M., Nat-S.,** NIT-AC., Op., Pall., Petr., Phel., Phos., Phys., Podo., **Ptel., Puls.,** Rhus-T., **Rum.,** Sarr., SARS., Senec., Sep., SIL., **Spig.,** Staph., Stront., **Sulph.,** Tab., Tarax., Tax., Tell., Thuj., Zing.

2 A.M. to 3 A.M.:—Am-C., **Arn.,** Bell., Calc-C., Calc-P., Iris., **Kali-Ars.,** Kali-B., **Kali-C.,** Kali-N., Lyc., **Mag-C.,** Merc., NUX-V., Phos., Sep., **Staph.**

2 A.M. to 4 A.M.:—Berb., Bor., Chin., Eup-P., Kali-C., Mag-M., Phos.-Ac., Podo.

2 A.M. to 5 A.M.:—Bell., Bor., Ign., Kali-I., Kali-N., Kali-P., Puls., Rum.

2 A.M. to 6 A.M.:—Petr., Phos.

2 A.M. to 8 A.M.:—Phos.-Ac.

2 A.M. to Noon:—Rum., Spig.

2 A.M. to 2 P.M.:—Nat-S.

2-30 A.M.:—Arg-M., Kali-P., Lyc., Pip-M.

3 A.M.:—Agar., Aloe., **Am-C.,** AM-M., Ang., Ant-C., **Ant-T., Ars.,** Asc-T., Bapt., Benz-Ac., Bor., Bov., **Bry.,** Bufo., Cai., CALC-C., Calc-S., **Canth.,** Carb-Ac., Caul., **Cedr.,** Cham., **Chin.,** Chin-S., Cimic., Cina., Clem., Coc-C., Coff., Como., Con., Cup., Digit., Dios., Dros., Dulc., Eup-P., Euph., Euphr., Eupion, **Fer.,** Form., Glon, Graph., Ign., **Iris.,** Jalap, Jug-C., Kali-Ars., Kali-B., **Kali-C., Kali-N.,** Kreos.,

TIMES OF THE REMEDIES AND MOON PHASES.

Lact., Led., Lil-T., Lyc., Lyss., MAG-C., Mag-M., Meli, Merc., Merl., Mezer., Mil., Mur-Ac., Nat-Ars., Nat-C., NAT-M., Nat-P., Nicc., **Nux-V.,** Ol-An., Op., Ox-Ac., Par., Petr., Phos., Phyt., Pic-Ac., Plat., Plb., **Podo,** PSOR., Ran-Sc., **Rhus-T.,** Samb., Sarr., Sec., **Selen, Sep., Sil.,** Stan., Staph., SULPH., **Thuj.,** Verat-Alb., Zinc., Zing.

3 A.M. to 4 A.M.:—Æth., **Am-C.,** Am-M., Ant-T., Bad., Bufo., Cai., Chel., Fago., Gels., Ind., **Kali-C.,** Lyc., Med., Nat-C, Nat-M., **Nux-V.,** Op., Raph., Rhus-T., Sep., **Stront., Sulph.,** Tereb., Thuj.

3 A.M. to 5 A.M.:—Am-M., **Bor.,** Chin., Cimic., Hyper., Kali-C., Puls., **Sep.,** Sulph., Tub.

3 A.M. to 6 A.M.:—Chin-S., Euph., Pareira, Thuj.

3 A.M. to 9 A.M.:—Podo.

3 A.M. to 11 A.M.:—Nat-M.

3 A.M. to Afternoon:—Calc-C.

3 A.M. to 2 P.M.:—Nat-S.

3 A.M. to 3 P.M.:—Spig.

3 A.M. to 4 P.M.:—Eupion, Rhus-T.

3 A.M. to Evening:—Lyc.

3-30 A.M.:—Canth., Coc-C.

4 A.M.:—Acon., Aloe., ALUM., Ail., **Am-M., Anac.,** Ang., Ant-T., Apis., **Arn.,** Asclep., Aur., **Bor.,** Bufo., Calc-P., CAUST., **Cedr., Chel.,** Chin., Cinnab., Clem., **Coloc.,** CON., Cup., Cycl., Dios., Dulc., Fago., FER., Flu-Ac., Form., Gamb., Gels., Hyper., IGN., Iris., Kali-B., **Kali-C.,** Kobalt., Kreos., Lil-T., LYC., Mag-C., Mag-M., Meli., Merc., **Mur-Ac.,**

Nat-C., Nat-M., Nat-S., **Nit-Ac.,** NUX-V., Op., Petr., Phos., Phos-Ac., Plant., Plb., **Podo.,** Ptel., **Puls., Radm.,** Raph., Rhus-T., Ruta., Samb., Sars., Sec., **Sep., Sil.,** Spig., **Stan.,** Staph., Stram., SULPH., **Tabac.,** Tarent., Tell., Thuj., Thromb., Tub. **Verat-Alb.,** Verb.

4 A.M. to 5 A.M.:—Bry., Bufo., Lycops., Nat-S., NUX-V., Sep., Stan., **Sulph.**

4 A.M. to 6 A.M.:—Cepa., Phos.

4 A.M. to 7 A.M.:—Meph.

4 A.M. to 8 A.M.:—Ign., Petr.

4 A.M. to 9 A.M.:—Ruta., Sep.

4 A.M. to Noon:—Bor., Calc-C.

4 A.M. to 3 P.M.:—Stan.

4 A.M. to 4 P.M.:—Calc-C., Cedr., Nux-V.

4 A.M. to 5 P.M.:—Lyc., Nat-S., Nux-V.

4 A.M. to 6 P.M.:—Cepa.

4 A.M. and 4 P.M.:—Asclep., Cedr., **Ign.,** Kali-Cy.

5 A.M.:—**Aloe,** Alum., Am-C., Ant-C., Ant-T., Apis., Arum-T., Bov., Caj., Calc-C., Carb-Ac., Carb-An., Carb-V., **Chin.,** Chin-S., Coc-C., Coff., Con., Dios., **Dros.,** Fago., Fer., Flu-Ac., Ham., Helon., Hep., Kali-B., KALI-C., **Kali-I.,** Kali-N., Kali-P., Kobalt., Lyc., Lycops., Merc-C., Mezer., Nat-C., **Nat-M., Nat-P.,** Nicc., Ox-Ac., Petr., Phos., **Phos-Ac.,** Podo., Polyp., Ran-B., Raph., **Rum., Sep., Sil.,** Stan., **Sulph.,** Tarent., Verat-Alb.

5 A.M. to 6 A.M.:—Arn., Bov., Cact., Fago., Kali-I., Morph., Nuph., Phys., Podo.

5 A.M. to 8 A.M.:—Sulph.

5 A.M. to 9 A.M.:—Bov., Podo., Sulph.

TIMES OF THE REMEDIES AND MOON PHASES. 21

5 A.M. to 10 A.M.:—Aloe., Am-M., Rhus-T., Tub.
5 A.M. to Noon:—Kali-C.
5 A.M. to 5 P.M.:—Par.
5-30 A.M.:—Ars.
6 A.M.:—**Aloe., Alum.,** Arg-N., ARN., Asclep., **Bov.,** Bry., Calad, Calc-P., Chin-S., Coc-C., Coloc., Dios., Dros., Euphr., Eup-P., FER., Graph., **Hep.,** Hura., Kali-P., Lach., **Lyc.,** Mezer., Nat-C., Nat-M., **Nux-V.,** Ox-Ac., Petr., Phos-Ac., Pic-Ac., Ptel., Rhus-T., Sep., **Sil.,** Stram., **Sulph., Verat.-Alb.**
6 A.M. to 7 A.M.:—Arum-T., Calc-P., Chin., Coc-C., Dros., Mezer., **Sulph.**
6 A.M. to 8 A.M.:—Cedr., Sil.
6 A.M. to 9 A.M.:—Bov., Cedr., Chin-S., Eup-P., Nux-V., Sep.
6 A.M. to 10 A.M.:—Arn., Kali-B., Lachn., Mag-C., Petr., Rhus-T.
6 A.M. to 11 A.M.:—Glon.
6 A.M. to Noon:—Ars., Aster., Clem., Glon.
6 A.M. to 3 P.M.:—Aur., Kobalt.
6 A.M. to 5 P.M.:—Mang.
6 A.M. to 6 P.M.:—Calc-P.
6 A.M. to Evening:—Crot-T.
6 A.M. to 10 P.M.:—Phys.
6-30 A.M.:—Ham., Hura.
7 A.M.:—Aloe, Am-C., Am-M., Bov., Brom., Calad., Cedr., Cham., Coc-C., Dig., Dios., Dros., Elat., **Eup-P.,** Fer., Gnaph., Graph., **Hep.,** Hura., **Nat-C.,** Nux-M., NUX-V., Pallad., **Podo.,** Rhus-T., **Sep.,** Sil., Sol-T., Stram., Xanth., Zing.

7 A.M. to 8 A.M.:—Eup-P., Fer.
7 A.M. to 9 A.M.:—Dros., **Eup-P.,** Nat-M., **Pod.**
7 A.M. to 10 A.M.:—Sil.
7 A.M. to 11 A.M.:—Puls.
7 A.M. to Noon:—Chin-S., **Eup-P.,** Phos.
7 A.M. to 3 P.M.:—Carb-Ac., Chin-S., Stront.
7 A.M. to 4 P.M.:—Sulph.
7 A.M. to 5 P.M.:—Nat-C., Puls.
7-30 A.M.:—Fer.
8 A.M.:—Arg-N., Asaf., Bor., Bov., Bry., Caust., Chin., Chin-S., Cocc., Dios., Dirca., Dros., **Eup-P.,** Fago, Fer., Ham., Hura., Hydr., Kalm., Lach., Lyc., Meny., Mezer., Myric., Naja., Nat-C., **Nux-V.,** Ol-An., Op., Phos., Phys., Pod., Puls., Sil., Sulph., Thuj.
8 A.M. to 9 A.M.:—Aloe, Ars., Asaf., Dros., Eup-P., Fer., Hura., Phos., Sep., Sil., Tarax.
8 A.M. to 10 A.M.:—Can-S., Plant.
8 A.M. to 10-30 A.M.:—Arn., Eup-P., Ipec., Nat-M.
8 A.M. to 11 A.M.:—Nat-M. Nux-V.
8 A.M. to Noon:—Nat-M.
8 A.M. to Afternoon:—Coloc.,
8 A.M. to 1 P.M.:—Ign.
8 A.M. to 2 P.M.:—Chin., Sang.
8-30 A.M.:—Chin-Ars., Fago., Mezer., Spong.
8-30 A.M. to 9 A.M.:—Asaf.
9 A.M.:—Agar., Alst., Am-C., Ang., Ant-T., Asaf., Brom., **Bry.,** ` Calc-C., Carb-Ac., Carb-S., Cham., Chel., Chin., Chin-S., Cocc., Coloc., Como., Cub., Dios., Dirca, Dros., Dulc., Elat., **Eup-P.,** Euphr., Form., Ham., Hura., Hydr., Ipec., **Kali-B., Kali-C.,** Kobalt., Lac-C., Lyc.,

Lyss., Mag-C., Meli., Merc-Sulph., Merl., Mezer., Nat-Ars., **Nat-M., Nat-S., Nux-V.,** Ox-Ac., Petr., Phos-Ac., Phys., Phyt., Pip-M., Podo., Polyp., Ptel., Rhus-T., **Sep.,** Sil., Staph., Stram., Sulph., **Sulph-Ac.,** Sumb., Tarent., Tell., Thromb., Valer., **Verb.**

9 A.M. to 10 A.M.:—Ars., Bov., Eup-P., Fer., Rhus-T.

9 A.M. to 11 A.M.:—Alst., **Nat-M.,** Polyp., Stan., Tarent., Tarax.

9 A.M. to Noon:—Alum., Ars., CHAM., Kali-C., Lach., Plb., Staph., Stram., Verb.

9 A.M. to Afternoon:—Kali-B.

9 A.M. to 1 P.M.:—Cina., Mur-Ac.

9 A.M. to 2 P.M.:—Nat-M., Nux-V., Verb.

9 A.M. to 4 P.M.:—Caust., Lycops., Nat-M., Sulph., Verb.

9 A.M. to 6 P.M.:—Merc., Sulph.

9 A.M. to Evening:—Aloe, Lyc.

9 A.M. to 9 P.M.:—Sulph.

9 A.M. and 5 P.M.:—Kali-C.

9-30 A.M.:—Cact., Caps., Hura.

10 A.M.:—Agn., Alst., Am-M., Anac., Ant-T., Apis, Arg-N., **Ars.,** Bapt., Berb., BOR., Cact., Carb-V., Cast-Eq., Cham., Chel., **Chin., Chin-S.,** Cimic., Coc-C., Colch., Con., Crot-C., Equi., Eup-P., Fago., Fer., Flu-Ac., Gamb., **Gels.,** Hep., Hydr., Ign., **Iod.,** Ipec., Iris., Kali-Ars., Kali-N., Kalm., Led., Lyc., Lycops., Lyss., Mag-C., Mag-S., Med., Merc., **Nat-M.,** Nat-P., Nat-S., Nit-Ac., Nux-V., **Petr.,** PHOS., Phos-Ac., Phys., Polyp., Psor.,

Ptel., Puls., RHUS-T., **Sep.,** Sil., STAN., Stram., SULPH., Tell., **Thuj.,** Verat-V., Zing.

10 A.M. to 11 A.M.:—Æsc., Agar., **Ars.,** Cact., Carb-V., Chin-S., Cimic., Fer., Gels., Lob., Med., **Nat-M.,** Nux-V., Rhus-T., Sep., Stan., Sulph., Thuj.

10 A.M. to Noon:—Calc-S., Carb-V., Cedr., Chin., Coc-C., Mang., Med., Nat-M., Stan., Sulph.

10 A.M. to 1 P.M.:—Med.

10 A.M. to 2 P.M.:—Agar., Alum., **Ars.,** Chlor., Merc., Merc-I-R., Phos., Sulph.

10 A.M. to 3 P.M.:—Canth., Chin-S., Nat-M., Petr., Sil., Spig., Stan., Sulph., Tub.

10 A.M. to 4 P.M.:—Carb-An., Chin-S., Eup-P., Nat-M., Puls., **Stan.**

10 A.M. to 5 P.M.:—Sulph.

10 A.M. to 6 P.M.:—Apis., Rhus-T.

10 A.M. to 7 P.M.:—Lycop., Mur-Ac., Nat-C.

10 A.M. to 7 P.M. and 2 P.M.:—Merc., Sulph., Verb.

10 A.M. to 10 P.M.:—Aloe, Lact-Ac, Sulph.

10 A.M. to 11 P.M.:—Ars., Chin-S., **Nat-M.,** Nux-V.

10-30 A.M.:—Cact., **Caps.,** Equi., Hura., Hydr., Lob., Mag-C., Nat-M.

11 A.M.:—Agar., Alum., Aran., Arg-M., Arg-N., Ars., Arum-T., Asaf., **Bapt.,** Berb., Brom., Bry., **Cact.,** Calc-C., Canth., Carb-V., Castor., Caust., Cedr., Cham., Chin., **Chin-S.,** Cimic., Clem., **Cocc.,** Como., Dios., Equi., Euph., Euphr., **Gels.,** Ham., Hura., Hydr., Hyos., Ign., Indg., Iod., **Ipec.,** Jac., Jug-C., Kobalt., Lact-Ac., Lac-C., LACH., Lob., Lyc.,

TIMES OF THE REMEDIES AND MOON PHASES. 25

Mag-C., **Mag-P.,** Med., Merc-I-R., Myric.,
Nat-C., **Nat-M.,** Nat-P., **Nux-V.,** Op., Ox-Ac.,
PHOS., Phys., Phyt., Plb., Podo., Ptel., **Puls.,**
Raph., **Rhus-T.,** Scil., SEP., Sil., Sol-N., Spig.,
STAN., **Sulph.,** Tab., Thuj., Verat-Alb., Viol.,
Zinc., Zing.

11 A.M. to 12 Noon:—Absin., Cact., Cimic., Ipec., Kali-C., Kobalt., Sulph.
11 A.M. to 1 P.M.:—Arg-M., Sep.
11 A.M. to 2 P.M.:—Cact., Lach., Med., Pic-Ac.
11 A.M. to 3 P.M.:—Caust.
11 A.M. to 4 P.M.:—Cact., Gels., Kali-N., Sep.
11 A.M. to 6 P.M.:—Ars.
11 A.M. to 7 P.M.:—Nicc., Sulph.
11 A.M. to 8 P.M.:—Canth.
11 A.M. to 12 Night:—Kali-N.
11 A.M. to 11 A.M. (Next day):—Phos.
11 A.M. and 4 P.M.:—Calc-C.
11 A.M. and 11 P.M.:—Cact.
11-30 A.M.:—Crot-H., Nux-V., Phys.
12 Noon:—Agar., Alum., **Ant-C.,** Apis., **Arg-M.,**
Arg.-N., Ars., Bell., Bor., Bov., Bry., Calc-C.,
Carb-S., Carb-V., Caust., Cench., Chel., **Chin.,**
Chin-S., Clem., Colch., Coloc., Con., Crot-T.,
Cycl., Digit., Dios., **Elaps.,** Elat., **Eup-P.,**
Eupion., Euphr., Fago., Fer., **Gels.,** Graph.,
Helon., Hura., Hyper., Ign., Jab., **Kali-C.,**
Kobalt., Lac.-C., **Lach.,** Lob., Lyc., Lycops.,
Mag-M., Mar., Merc., Naja., **Nat-M.,** Nit-Ac.,
Nux-M., NUX-V., Ox-Ac., Pæon., Petr.,
Phos., Phyt., **Polyp.,** Psor., Ptel., **Ran-B.,**
Rhus-T., Rum., Senec., Sep., SIL., **Spig.,**

Staph., **Stram.,** Sulph., Thuj., **Valer.,** Verat-Alb., Verb., Zing.

12 Noon to 1 P.M.:—**Ars.,** Fer., Lach., Sil.

12 Noon to 1-30 P.M.:—Sulph.

12 Noon to 2 P.M.:—**Ars.,** Aster., Kobalt., Lach., Pic-Ac., Polyp., Sil., Sulph.

12 Noon to 3 P.M.:—Hyos., Kali-C., Lyc.

12 Noon to 4 P.M.:—Ust.

12 Noon to 6 P.M.:—Ptel., Sil.

12 Noon to 7 P.M.:—Lyc., Sep.

12 Noon to 10 P.M.:—Form.

12 Noon to 12 Night:—Bell., Lach.

12-30:—Gels., Sol-T.

1 P.M.:—Æsc., Agn., Ail., Alum., Arg-M., **Ars.,** Bov., **Cact.,** Canth., **Chel.,** Chin-S., **Cina.,** Clem., Coca., Coff., Colch., Como., Cor-C., Dios., Elat., Equi., Eup-P., Fago., Fer-P., Form., Gels., Glon., Graph., **Grat., Ham.,** Hura., Hydr., Ipec., **Kali-C., Lach.,** Lyc., Lycops., Mag-C., Mag-M., Merc., Nat-S., Nicc., Nux-M., Nux-V., Pallad., **Phos.,** Phys., Pic-Ac., Plant., Polyp., Ptel., PULS., Rhus-T., Sabad., Sars., Scil., Sep., Sil., Stil., Sulph., Verat-V.

1 P.M. to 2 P.M.:—Agar., Ail., Arg-M., **Ars.,** Con., Eup-P., Fer., Merc., Nat-M., **Puls.,** Verat-V.

1 P.M. to 3 P.M.:—Agar., Chin-S., Kali-C., Plat.

1 P.M. to 3-30 P.M.:—Chel.

1 P.M. to 4 P.M.:—Euphr., Lac-C., Phos., Sep.

1 P.M. to 5 P.M.:—Lact-Ac., Mag-C.

1 P.M. to 6 P.M.:—Lyc.

1 P.M. to 10 P.M.:—Mag-C., Plat., Sil., Spig., Sulph.

1 P.M. to 1 A.M.:—Hep.

1-30 P.M.:—Chel., Dirca., Lyc., Phel.

2 P.M.:—Alum., Apis, Arg-N., **Ars.,** Calc-C., Canth., **Caust., Chel.,** Chin-S., Chlor., Cic., Cimic., Clem., Coca., Coc-C., Croc., Dios., Dirca., Dulc., Elaps., Equi., Euphr., **Eup-P., Fer., Gels.,** Glon., Grat., Hell., Hura., Hydr., Hyper., Ipec., **Lach.,** Laur., Lob., Lyc., Lyss., Mag-C., **Mag-P.,** Mag-S., Mang., Nat-C., Nat-M., Nat-S., **Nit-Ac.,** Nux-M., Nux-V., Ol-An., Phys., Plant., Ptel., **Puls.,** Rhus-T., Sang., Sarr., Sars., Sep., Sil., Staph., Sulph., Syph., Tarent., Valer., Verat-Alb., Verat-V., Zinc.

2 P.M. to 3 P.M.:—**Bell.,** Calc-C., Chel., Cur., Gels., Hell., Kali-C., LACH., Led., Lob., Lyc., Nit-Ac., Plb., Puls., Sang., Sulph.

2 P.M. to 4 P.M.:—Gels., Ign., Laur., Mag-S., Plant., Staph.

2 P.M. to 5 P.M.:—Clem., Sil.

2 P.M. to 6 P.M.:—Agar., Bor.

2 P.M. to 7 P.M.:—Bad.

2 P.M. to 9 P.M.:—Sang., Sep.

2 P.M. to 10 P.M.:—Bad.

2 P.M. to 2-30 A.M.:—Bell., Kreos.

2 P.M. to 7 A.M.:—Bad.

2-30 P.M.:—Carb-V., Grat., Hell., Laur., Led., Pallad.

3 P.M.:—Acon., Am-C., Am-M., ANG., **Ant-T., Apis.,** Arg-M., Arn., **Ars.,** Asar., Asaf., **Bell.,** Bry., Calc-C., Calc-F., Calc-P., Canth., Caust.,

TIMES OF THE REMEDIES AND MOON PHASES.

CEDR., Cench., **Chel., Chin-S.,** Cic., Clem., Coc-C., Coff., Como., **Con.,** Cur., Dios., Elaps., Eup-P., Fago., Fer., Gels., Guaic., Ham., Hep., Hura., Iber., Ipec., Kali-Ars., Kali-C., Kalm., Kreos., Lyc., Lycops., Lyss., Mag-C., Mag-S., Med., Meli., Murex., Naja., Nat-M., Nat-S., Nicc., Nux-V., Ol-An., Pallad., Petr., Phel., Phos., Phys., **Pip-M.,** Plant., Polyp., Puls., Rhus-T., Sabad., **Samb., Sang.,** Sarr., Sep., Sil., Sol-N., **Staph.,** Sulph., Tab., Tax., Tell., **Thuj.,** Thromb., Verat-V., Zinc.

3 P.M. to 4 P.M.:—**Apis,** Asaf., Brom., Bufo., Calc-F., Calc-P., Canth., Cench., Clem., Coloc., Como., **Lach.,** Lyc., Med., Polyp., Puls., **Sang.**

3 P.M. to 5 P.M.:—Agar, Apis., Coca., **Con., Fer.,** Sal-Ac., Sep., Sil., Sulph.

3 P.M. to 6 P.M.:—Ars., Con., Eup.-P., Fer., Phos., Thuj.

3 P.M. to 7 P.M.:—Carb-S., Nat-M., **Stram.,** Tarent.

3 P.M. to 8 P.M.:—Arn.

3 P.M. to 9 P.M.:—Arn., Calc-C., Cedr., Lyss., Nat-S., Puls., Sang., Sil., Tarent., Verat-Alb.

3 P.M. to 10 P.M.:—Bell., Calc-C., Lyc., Phos-Ac., Thuj.

3 P.M. to 12 Night:—Bell.

3 P.M. to 3 A.M.:—**Bell., Canth.,** Thuj.

3 P.M. to Sunset:—Coca.

3 P.M. to Next Afternoon:—Lyc.

3-30 P.M.:—Mag-C.

4 P.M.:—Æsc., Agar., Alum., Am-C., ANAC., APIS, Arg-M., Arg-N., Arn., Arum-T., Ars., Asaf.,

TIMES OF THE REMEDIES AND MOON PHASES. 29

Asclep., Bell., Bor., Bov., Bry., Cact., Cai., Calc-C., Calc-F., Calc-P., Canth., Carb-V., Caul., **Caust., Cedr.,** Cench., Cham., CHEL., Chin., **Chin-S.,** Cimic., Cina., Coca., Coff., **Coloc.,** Como., Con., Crot-H., Dios., Dirca., Elaps., Eup-P., Eupion, Fago., Fer., Gamb., GELS., Gent., Graph., Grat., Hell., Helon., **Hep.,** Hura., Hydr., Ign., Ind., **Ipec.,** Iris-F., Kali-Ars., Kali-B., Kali-C., Kali-Cyan., Kali-I., Kalm., Kobalt., Lac-C., Lachn., Laur., **Lyc.,** Lyss., Mag-C., Mag-M., Mang., Med., Meli., Merc., Merc-I.F., Mill., Mur-Ac., Nat-C., **Nat-M., Nat-S.,** Nicc., **Nit-Ac., Nux-V.,** Ol-An., Op., Petr., Phel., Phos., Phos-Ac., Phys., Pic-Ac., Plant., Polyp., Ptel., **Puls.,** Rhus-T., Samb., Sang., Sec., Sep., Sil., Sol-T., Stan., Stront., **Sulph.,** Syph., Tabac., Verat-V, **Verb.,** Zinc.

4 P.M. to 5 P.M.:—Apis, **Ars.,** Bry., Gels., Graph., Kobalt., Lyc., Merc-S., Puls., Stan., Thuj.

4 P.M. to 6 P.M.:—Alum., Arg-N., Carb-V., Ind., Lyc., Nat-M., Phos-Ac., Rhus-T., Sep., Sulph.

4 P.M. to 7 P.M.:—Æsc., Anac., Kali-C., Kali-I., Nat-M., Rhus-T., Sil.

4 P.M. to 8 P.M.:—Alum., **Bov.,** Caust., **Coloc.,** Graph., **Hell., Hep.,** Kali-I., **Lyc.,** Mag-M., Mag-P-Au., Nat-S., Nux-M., Phel., Phos., **Sabad.,** Sep., Sulph., Zinc.

4 P.M. to 8-30 P.M.:—Rhus-T.

4 P.M. to 9 P.M.:—Chel., Coloc., Con., Mang.

4 P.M. to 10 P.M.:—Alum., Phel., Plat., Stram.

4 P.M. to 11 P.M.:—Lyc.

30 TIMES OF THE REMEDIES AND MOON PHASES.

4 P.M. to 12 Night:—Æsc., Stram.
4 P.M. to 2 A.M.:—Ars., Lyc.
4 P.M. to 3 A.M.:—**Bell.**
4 P.M. to 4 A.M.:—Thromb.
4 P.M. to 5 A.M.:—Stram.
4 P.M. to Day-light:—Ars., **Hep.,** Mur-Ac., Phos., Puls., Stan., Sulph., **Syph.**
4 P.M. to Morning:—Dol.
4 P.M. to 4 A.M.:—IGN.
4-30 P.M.:—Fer-P., Mezer., Sep.
5 P.M.:—Agn., **Alum.,** Am-M., Apis., Arg-M., Arg-N., Ars., Asar., Berb., **Bov.,** Bry., Bufo., Canth., Caps., Carb-An., Castor., **Caust., Cedr.,** Cham., Chel., **Chin.,** Chio., Cimic., Clem., Coff., **Coloc., Con.,** Cup., Dig., Dios., Elat., Equi., Eup-P., Euphr., Fago., Fer., Gamb., GELS., Graph., Ham., Hell., Helon., **Hep.,** Hura. Hydr., **Hyper.,** Ign., Ipec., Iris-F., Jab., Kali-B., KALI-C., Kali-Cyan., Kali-I., Kali-M., Kali-S., Lach., Lil., **Lyc.,** Mag-C., Mang., Med., Merc., Myric., Nat-Ars., **Nat-M.,** Nat-S., Nit-Ac., Nux-M., NUX-V., Ol-An., Ox-Ac., Pæon., Petr., Phos., Phys., Pic-Ac., Polyp., Ptel., **Puls., Rhus-T.,** Sabad., Sabin., Samb., Sang., Sarr., Sep., Sil., Sol-T., Spig., Stan., Stram., **Sulph., Thuj.,** Til., **Tub.,** Valer., Zing.
5 P.M. to 6 P.M.:—Am-C., Caps., Carb-V., **Cedr.,** Chel., Chin-S., Con., Digit., Hell., **Kali-C., Lil-T.,** Petr., **Phos.,** Puls., Sep., **Sulph., Thuj.**
5 P.M. to 7 P.M.:—Canth., Staph., Zinc.
5 P.M. to 8 P.M.:—Alum., Arn., **Carbo-An.,** Gamb.,

TIMES OF THE REMEDIES AND MOON PHASES. 31

      Hep., Lil-T., Nat-M., Nat-S., Phos., Phys., Rhus-T., Sulph.

5 P.M. to 9 P.M.:—Am-C., Caps., Nat-C., Plat., Puls.

5 P.M. to Bed-time:—Alum., Led.

5 P.M. to 10 P.M.:—Chel., Kali-B., Lyc., **Puls.**

5 P.M. to 12 Night:—Glon.

5 P.M. to 2 A.M.:—Sulph.

5 P.M. to 5 A.M.:—Tarent.

5 P.M. to Morning:—Canth., Phos.

5-30 P.M.:—Cedr., **Nat-M.,** Nux-M., Stram.

6 P.M.:—Am-M., Ant-C., **Ant-T.,** Arg-M., Arg-N., Ars., Asaf., Aster., Bapt., Bar-C., Bell., Berb., Bor., Bov., Bry., Calc-C., Calc-P., Cann-S., Canth., Caps., Carb-An., Carb-V., Caust., CEDR, Cham., Chel., Chin., Chin-S., Cocc., Coff., Colch., Con., Dig., Dios., Elaps., Fago., Fer-P., Gamb., Gels., Glon., Graph., Guai., Ham., Hell., Helon., **Hep.,** Hyper., Iris., **Kali-C.,** Kali-I., Kali-N., Kali-P., Kali-S., Kobalt., Lach., Lachn., Lact-Ac., Laur., Lil-T., Lyc., Mag-C., Mag-M., Mag-S., Mang., Merc., Myric., Nat-C., **Nat-M.,** Nat-S., Nux-M., **Nux-V.,** Ol-An., Op., Pæon., **Petr.,** Phos., Phos-Ac., Phys., Plb., Ptel., **Puls.,** Rhod., **Rhus-T.,** Samb., Sarr., Sars., **Sep., Sil.,** Sulph., Sumb., Thuj.

6 P.M. to 7 P.M.:—**Calc-C., Hep.,** Ipec., Mur-Ac., Nicc., Nux-V., Rhus-T., Sang., Stram., Tabac., **Tereb.**

6 P.M. to 8 P.M.:—Ant-T., Ars., Calc-C., Caust., Gamb., **Hep.,** Kali-I., Lil-T., **Lyc.,** Mag-M.,

Merc-I.R., Naja., Rhus-T., Sulph.

6 P.M. to 9 P.M.:—Agn., Sulph.

6 P.M. to 10 P.M.:—Hyper., Ipec., Kali-I., Naja., Phel., Plb.

All Evening:—Phos.

6 P.M. to 12 Night:—Puls.

6 A.M. to 1 A.M.:—Sep.

6 P.M. to 2 A.M.:—Sep., Sulph.

6 P.M. to 3 A.M.:—Syph.

6 P.M. to 4 A.M.:—Gamb., Guai, Guar., Syph.

6 P.M. to 5 A.M.:—Gamb., Hep., Nicc., Staph.

6 P.M. to 6 A.M.:—Cham., Guai., **Kreos.,** Lyc., Nux-V., Rhus-T., Syph.

6 P.M. to Morning:—Guai., Lyc., Nux-V., Rhus-T.

6 P.M. and 5 A.M.:—Hep.

6-30 P.M.:—Æth., Canth., Chel., Dios., Lyc., Mag-C., Ol-An., Rhus-T.

7 P.M.:—Agn., **Alum.,** Ambr., Am-M., Ant-C., Ars., Bad., **Bov.,** Bry., Calc-C., Canth., Carbo-An., Carb-S., Castr., Caust., CEDR., Cham., Chel., **Chin-S.,** Cic., Cimic., Cocc., Colch., Como., Dios., Dirca., Elaps., Fago., **Fer., Gamb., Gels.,** Glon., Graph., Grat., Guai., Hell., HEP., **Ipec.,** Iris-F., Kali-I., Kali-N., **Lyc.,** Lycops., **Mag-C.,** Mag-M., Mag-S., Mang., Med., **Nat-M., Nat-S.,** Nicc., **Nux-V.,** Ol-J., Petr., Phel., Phos., Phos-Ac., Phys., Pic-Ac., **Puls.,** PYROG., Rhod., **Rhus-T.,** Sars., Seneg., **Sep.,** Sil., Spig., SULPH., **Tarent.,** Tarax., Thuj., Tub., Verat-Alb.

7 P.M. to 8 P.M.:—Cedr., Dros., Flu-Ac., Lyc., Sep., Sin-N., Sulph.

TIMES OF THE REMEDIES AND MOON PHASES. 33

7 P.M. to 9 P.M.:—**Calc-C.,** Chel., Elaps., Mag-C.
7 P.M. to 10 P.M.:—Bov., Phos, Samb.
7 P.M. to 12 Night:—Æsc.
7 P.M. to 1 A.M.:—Cai., **Samb.**
7 P.M. to 4 P.M.:—Gamb.
7:30 P.M.:—Agn., Calc-C., Caust., Cimic., Fago., **Fer.,** Mag-S., Raph., Sep., Thuj.
8 P.M.:—Agar., Agn., Aloe., **Alum.,** Am-M., Ant-T., Ars., Bar-C., Bell., BOV, Calc-C., Calc-F., Calc-P., Canth., Carb-An., Carb-S., **Caust.,** Chel., Chin-S., Chion., Cic., Cinnab., **Coff.,** Con., Dios., **Elaps.,** Fer., Form., Gamb., Gels., Graph., Gymno., Ham., Hell., **Hep.,** Hura., Iris-F., Kali-C., Kali-Cyan., Kali-I., Kali-N., Kalm., Lac-C., Lachn., Lact-Ac., Lycop., Mag-C., Mag-M., Mag-S., Mang., **Merc.,** Merc-I-R.. Mur-Ac., Naja., Nat-M., Nat-S., Nicc., Nux-V., Phel., **Phos.,** Phos-Ac., Phys., Pip-M., Plat., Rat., **Rhus-T.,** Sep., Sil., Sol-N., Stram., **Sulph.,** Sumb., Tarax., Thromb.
8 P.M. to 9 P.M.:—Ars., Chel., Helon., Indg., Nux-V., Rat., Sep., Sulph., **Syph.**
8 P.M. to 10 P.M.:—Phel.
8 P.M. to 11 P.M.:—Flu-Ac., Nat-M., Phel., Sil., Stram.
8 P.M. to 3 or 4 A.M.:—Syph.
8-30 P.M.:—Arum-T., Chin-Ars., Cina., Cocc., Pip-M., Sep.
9 P.M.:—Agn., Aloe., Alum., Anac., Apis, **Ars.,** Asclep., BOV, **Bry.,** Cact., Calc-C., Calc-P., Canth., Carb-An., Carb-S., Castor., Caust., Cedr., Cepa., Cham., Coca., Cocc., Croc., Cycl.,

3

Dios., Dirca., Elaps., Eug., Eupion., Form., Gamb., GELS., Hura., Hydr., Kali-N., Kreos., Laur., Lyc., Lyss., Mag-C., Mag-M., Mag-S., Meli., **Merc.,** Merl., Mur-Ac., Nat-S., Nit-Ac., Nux-M., Nux-V., Op., Osm., Phel., Phos., Phos-Ac., Phys., Pic-Ac., Polyp., Ptel., Ratan., Rhus-T., Sabad., Sarr., Sil., Sulph., Sulph-Ac., Tarax., Urt-U.

9 P.M. to 10 P.M.:—Anac., Elaps., Mag-C., Mag-M., Mag-S., Phos-Ac., Sabad., Sarr.

9 P.M. to 12 P.M.:—Am-C., **Bry.,** Phos.

9 P.M. to 2 A.M.:—Plb., Puls.

9 P.M. to 3 A.M.:—Sulph.

9 P.M. to 4 A.M.:—Apis., Nicc., Sil., Syph.

9 P.M. to 10 A.M.:—Mag-S.

9-30 P.M.:—Lyc., Sabad., Sep.

9 P.M. to Mid-night:—Stram.

10 P.M.:—Anac., Arg-N., **Ars.,** Bell., Bor., **Bov.,** Bry., Cact., Canth., Carb-An., Cham., **Chin-S.,** Coloc., Dios., Elaps., Elat., Euph., Fago., Flu-Ac., Form., **Graph.,** Ham., Hydr., Hyos., **Ign.,** Ipec., Kali-I, **Lach.,** Laur., Mag-C., Mag-P., Myric., Nat-M., Nit-Ac., **Petr.,** Phel., Phos., Phos-Ac., Phys., Plat., Podo., Puls., Rhus-T., Sabad., Sep., Valer.

10 P.M. to 11 P.M.:—Sulph., Syph.

10 P.M. to 1 A.M.:—**Ant-T.,** Calad., Cupr., Hep., Lach., Sulph.

10 P.M. to 2 A.M.:—Rum.

10 P.M. to 6 A.M.:—Rhus-T., Sulph.

10 P.M. to 10 A.M.:—**Bry.,** Ipec.

10-30 P.M.—Carb-S., Chel., **Cocc-C.,** Hura., Lil-T.

TIMES OF THE REMEDIES AND MOON PHASES. 35

11 P.M.:—Agn., Am-M., Ant-C., Ant-T., **Aral., Ars., Bell.,** Bor., **Cact., Calc-C.,** Canth., **Carb-An.,** Chel., Cimic., Coca., Como., Dios., Euph., Fago., Gels., Hep., Hura., Indg., Kali-B., Kali-Br., Lach., Mag-C., Mag-M., Merc-I-R., Mill., Naja., Nat-M., Nat-S., Ox-Ac., Pip-M., Rhus-T., Rum., Sep., Sil., Spong., Stram., **Sulph.,** Sumb., Syph., Thromb., Valer., Verat-Alb.

11 P.M. to 12 Night—Am-M., **Arg-N. Fer.,** Gels., Hep.

11 P.M. to 1 A.M.:—Am-C., Cupr.

11 P.M. to 2 A.M.:—Coca., Con.

11 P.M. to 3 A.M.:—Colch.

11 P.M. to Morning:—Sulph.

11 P.M. to 7 A.M.:—Sulph.

11 P.M. to 11 A.M.:—Lach.

11-30 P.M.:—Carb-S., Coc-C., Gels.

12 Night:—**Acon.,** Alum., Ambr., Am-C., Am-M., Ant-T., Apis., Aran., Arg-M., **Arg-N.,** Arn., **Ars.,** Arum-T., Bar-C., Bell., Berb., Bry., Cact., **Calc-C., Calad., Caust.,** Cham., **Chin.,** Chin-Ars., Cinnab., Clem., Cocc., Coff., Con., **Dig., Dros., Fer.,** Grat., Hep., Ipec., **Kali-C.,** Kali-M., **Lach.,** Lachn., Led., Lyc., Mag-C., **Mag-M.,** Mag-S., Manc., Merc-I-R., Merl., Mezer., **Mur-Ac.,** Naja., **Nat-M.,** Nicc., Nit-Ac., **Nux-M., Nux-V.,** Op., Par., Petr., **Phos.,** Phos-Ac., Phys., Psor., Puls., Ran-B., Raph., **Rhus-T.,** Ruta., Sabad., Sabin., **Samb.,** Sep., Sil., Spong., Staph., **Stram., Sulph.,** Thuj., **Verat-Alb.,** Zing.

TIMES OF THE REMEDIES AND MOON PHASES.

12 Night to 1 A.M.:—Ambr., **Cocc., Kali-C.,** Kali-N., Merc-I-F., Nat-C., Sep.
12 Night to 2 A.M.:—Ars., Benz-Ac., Bor., Cupr., Kali-C., Lyc., Mag-C., Sulph.
12 Night to 3 A.M.:—**Acon., Ars.,** Chin-Ars., Con., **Kali-C.,** Med., Sulph., Verat-Alb.
12 Night to 3-30 A.M.:—Spig.
12 Night to 4 A.M.:—Calc-C., Nicc.
12 Night to Day-break:—Nux-V.
12 Night to Noon:—Ars., Cist.

—::—

The Times which characterize the Appearance and Aggravation of the Symptoms and their Remedies.

SPRING.

In General:—Acon., Ambr., Ant-T., Aur., Bell., Calc-C., Chel., Colch., Kali-B., LACH., Lyc., Merc., Puls., Rhus-T., Verat.

Coryza:—< All-C., Gels.

Cough:—< Verat.

Diarrhœa:—< Lach.

Eruptions:—< Nat-S., Psor.

Old Ulcers Reopen:—Lach.

Toothache:—<Puls.

SUMMER.

In General:—Æth., Ant-C., Aran., Bell., Bry., Carb-V., KALI-B., Nat-C., Nat-M., Nux-V., Puls., Sars.

Amelioration:—Æsc.

Cough:—> Ars-I.

Herpes:—> returning in winter: Psor.

Skin Affections:—Kali-M.

AUTUMN.

In General:—Ant-T., Chin., Kali-B., Merc., RHUS-T., Stram., Verat.

Asthma:—< Chin.
Diarrhœa:—< Asc-T., Coloc., Ipec., Iris-V.

WINTER.

In General:—ACON., Alum., AM-C., Arg-M., Ars., AUR., **Bry.,** CAMPH., Carb-V., CAUST., Cham., Dulc., Hell., HEP., Ipec., Kali-P., Nit-Ac., Nux-M., NUX-V., PETR., Psor., Rhus-T., Sabad., SEP., Stront., Verb.

Asthma:—< Carb-V.

Cough:—< Cham., Kali-M., Psor.

    Every winter:—< Psor.

    Old people, in, during the entire season:— Am-C.

Rheumatic Symptoms:—< Rhus-T.

Skin Affections:—< Alum. Nux-M., Petr., Tub.

FEVER.
Chill.

Morning:—ANG., Apis., Arn., Ars., BOV., BRY., Calc-C., Chin-S., CON., CYCL., Eup-Per., Fer., Gels., Graph., Hell., Hep., Led., Lyc., MERC., Mur-Ac., NAT-M., NIT-AC., NUX-V., Phos., PODO., Rhus-V., SEP., Spig., Staph., Sulph., VERAT.

    After rising:—Calc-C., Spig., Verat.

Forenoon:—Ambr., ANG., Ant-C., Arn., ARS., Asar., CACT., CALC-C., Chin., Chin-Ars., Chin-S., CYCL., DROS., Eup-Per., Led., Nat-C., **Nat-M., Nux-V.,** Phos-Ac., Stront., **Sulph.,** Viola-T.

Noon:—Ant-C., Arg-N., **Ars.,** Bor., Elaps., Elat., Eup-Per., Gels., LOB., LYC., NAT-M., Phos., PULS., Sulph.

Afternoon:—Anac., Ang., **Apis.,** Arg-M., Arn., ARS., Asaf., Bor., Bry., CARB-AN., Caust., Chel., CHIN., CHIN-S., Cina., Cocc., Con., Dros., FER., GELS., Graph., Lach., **Lyc.,** Nit-Ac., NUX-V., Phos-Ac., Psor., **Puls.,** Ran-B., Rhus-T., Sabad., Sil., Spig., Staph., Stram., Sulph., Thuj.

After Dinner:—Anac.

Evening:—ALUM., AM-C., Am-M., APIS., Arn., Bell., Bor., Bov., Bry., Calad., Calc-C., CANTH., CARB-AN., Carb-V., Cedr., Chel., CHIN., CINA, CYCL., Gamb., Gels., Graph., Hep., IGN., Kali-M., Kali-N., Lach, LYC., Mag-M., MERC., Mur-Ac., Nit-Ac., Nux-V., Petr., **Phos.,** Phos-Ac., **Puls.,** RHUS-T., **Sep.,** Staph., SULPH., Tarent.

Night:—Alum., Am-M., Apis., ARS., Bell., Bov., Caust., EUP-PER., **Ferr., Hep.,** HYOS., Lach., **Merc.,** Nit-Ac., Nux-V., PAR., PHOS., SULPH.

Before Midnight:—Phos., PULS.

At Midnight:—CAUST.

After Midnight:—**Ars.,** Calad., FER., Hep., Op., Sil., Thuj.

Never at night:—**Chin.**

1 A.M.:—**Ars.,** Puls., Sil.

2 A.M.:—**Ars.,** Canth., Hep., Sil.

3 A.M.:—Cedr., Thuj.

4 A.M.:—Alum., Am-M., ARN., CEDR., Con.

4 A.M. to 5 P.M.:—Nux-V., Sulph.
5 A.M.:—Apis., Bov., Chin., Dros., Sil.
6 A.M.:—Arn., Bov., Hep., Lyc., Nux-V., Verat.
7 A.M.:—**Eup-Per., Hep., Podo.**
7 A.M. to 9 A.M.:—**Eup-Per.,** Podo.
8 A.M.:—**Eup-Per.,** Thuj.
9 A.M.:—**Eup-Per.,** Kali-M., Lyc., NAT-M.
9 A.M. to 11 A.M.:—**Nat-M.,** Stann.
10 A.M.:—Ars., Cact., NAT-M., Petr., Rhus-T., STANN., SULPH.
10 A.M. to 10 P.M.:—SULPH.
10:30 A.M.:—Caps., Lob.
10 A.M. to 11 P.M.:—Ars., NAT-M., Nux-V.
10 A.M. to 2 P.M.:—Merc., Sulph.
10 A.M. to 3 P.M.:—Sil., Sulph.
11 A.M.:—Bapt., CACT., Chin-S., Hyos., Ign., **Nat-M.,** NUX-V., Op., Sep.
11 A.M. to 12 Noon:—Kali-M., Kobalt.
11 A.M. to 4 P.M.:—Gels.
11 A.M. to 11 P.M.:—CACT.
12 Noon:—Ant-C., Ars., Elaps., Elat., Fer., Gels., Kali-M., Lach., Sil., Sulph.
12 Noon to 2 P.M.:—**Ars.,** Lach.
1 P.M.:—**Ars.,** Cact., Canth., Lach., PULS.
1 P.M. to 2 P.M.:—**Ars.,** Eup-Per.
2 P.M.:—**Ars.,** Calc-C., Eup-Per., Fer., Lach., Nit-Ac., Puls.
2 P.M. to 3 P.M.:—Lach.
3 P.M.:—ANG., ANT-T. **Apis.,** ARS., Bell., CEDR., **Chin-S.,** Samb., STAPH., Thuj.
3 P.M. to 4 P.M.:—Apis., Lach.
3 P.M. to 5 P.M.:—Apis., Con.

TIMES OF THE REMEDIES AND MOON PHASES. 41

3 P.M. to 6 P.M.:—Ars.
3 P.M. to 3 A.M.:—CANTH., Thuj.
  (Tertian Fever:—CANTH.)
4 P.M.:—Æsc., APIS., CEDR., Graph., Hep., **Lyc.,** Nux-V., **Puls.,** Valer.
4 P.M. to 5 P.M.:—APIS., Graph., Kobalt.
4 P.M. to 7 P.M.:—Kali-I.
4 P.M. to 8 P.M.:—Bov., Graph., Hell., Hep., **Lyc.,** Mag-M., Nat-S.
5 P.M.:—Cedr., ·Con., Hep., KALI-M., **Lyc.,** Nux-V., PULS., Rhus-T., THUJ.
5 P.M. to 6 P.M.:—Cedr., Kali-M., Phos., Sulph., Thuj.
5 P.M. to 7 P.M.:—Hep.
5 P.M. to 8 P.M.:—Carb-An., Hep.
6 P.M.:—Arg-M., Cedr., HEP., KALI-M., Nux-V., Petr., Sil.
6 P.M. to 8 P.M.:—Hep., Kali-I., Naja., Sulph.
6 P.M. to 5 A.M.:—HEP.
7 P.M.:—Bov., Cedr., Gamb., HEP., Lyc., Puls., RHUS-T., Sulph., Tarent.
8 P.M.:—Bov., Caust., Coff., Elaps., Hep., Rhus-T.
9 P.M.:—Bov., Gels., Mag-S., Phos-Ac.
9 P.M. to 10 P.M.:—Mag-S.
10 P.M.:—Bov., Chin-S., Kali-I., Petr., Sabad.
11 P.M.:—CACT, Carb-An., Sulph.
12 Midnight:—**Ars.,** Canth., Caust., Lach.

HEAT.

Morning:—Ang., APIS., Arn., Calc-C., Caust., Cham., Hep., Kali-I., Nat-M., PULS., Rhus-T., Sulph.

Forenoon:—Cham., GELS.
9 A.M. to 12 Noon:—Cham., Kali-M.
   And 5 P.M.:—Kali-M.
10 A.M.:—GELS., **Nat-M.,** RHUS-T.
11 A.M.:—Bapt., Calc-C., NAT-M.

Noon:—ARS., Bell., Elaps., Stram.
   And Midnight:—Elaps.

Afternoon:—Ang., **Apis.,** ARS., Asaf., **Bell.,** Bry., Canth., Chel., Chin., Colch., GELS., IGN., Kali-M., LACH., **Lyc.,** Nat-M., Nit-Ac., Phos., PULS., Ruta., Scilla., Sep., Sil., Staph.

   Alternating with chill:—Calc-C.
   With chilliness:—APIS., Ars., Colch.
   Podo.

12 Noon to 1 P.M.:—Sil.
1 P.M. to 2 P.M.:—ARS.
2 P.M.:—PULS.
3 P.M. to 4 P.M.:—APIS.
   Chill, then:—APIS.
4 P.M.:—Anac., Apis., Hep., Ipec., Lyc., PULS.
   Every day, > after eating:—Anac.
4 P.M. to 5 P.M.:—Stann.

Evening:—ACON., Æsc., Ars., Bapt., BELL., Berb., BRY., Calc-C., CARB-V., Cham., Chel., CHIN., Cina., Hep., Hyos., LACH., **Lyc.,** MERC., Mezer., Petr., Phos., Phos-Ac., Psor., **Puls.,** RHUS-T., Sars., SEP., SIL., Sulph., Thuj.

   Bed, In:—Acon., BRY.
   With chilliness:—Acon., Cham., Elaps., Sil.

TIMES OF THE REMEDIES AND MOON PHASES.   43

6 P.M.:—NUX-V., Rhus-T.
6 P.M. to 7 P.M.:—Calc-C., Nux-V.
6 P.M. to 8 P.M.:—Caust., Lyc.
7 P.M. to 12 Midnight:—Æsc.
  After chill at 4 P.M.:—Æsc.
7 P.M.:—Lyc.
8 P.M.:—Phos.
Night:—ACON., Alum., Apis., **Ars., Bapt.,** Bar-C., **Bell., Bry.,** CALC-C., Canth., Carb-V., Cham., Cimic., CINA., COLCH., Dros., Hep., Kali-B., LACH., Lyc., **Merc.,** Merc-Cy., Morph., Mur-Ac., Nat-Ars., Nit-Ac., Nux-V., Op., Petr., Phos-Ac., PHOS., PULS., **Rhus-T.,** Sabad., Sep., SIL., Stram., **Sulph.**
  With chilliness:—Colch., Elaps., Kali-B., Sil., SULPH.
  With sweat:—Ant-C., **Bell.,** Colch., **Merc., Phos.,** Psor., PULS., RHUS-T., Sep., SULPH.
9 P.M.:—Bry.
10 P.M.:—Hydr., Lach.
Before Midnight:—Bapt., BRY., CALAD., Carb-V., Chin-S., Laur., Mag-M.
At Midnight:—**Ars.,** Calad., Cham., Elaps., Rhus-T., Stram., Sulph., Verat.
  With sweat during sleep, disappearing on awaking:—Calad.
  With sweat when lying on back:—Cham.
  And at Noon:—Elaps., Stram.
After Midnight:—**Ars.,** Kali-M., Lyc., Phos., Ran-S., Rhus-T., Sulph., Thuj.
2 A.M.:—Ars.
3 A.M.:—**Thuj.**

Periodicity.

In General:—Agar., ALUM., Anac., Ant-C., ARG-M., Arn., **Ars.,** Asar., Bar-C., Cact., Calc-C., Canth., Caps., Carb-An., CEDR., **Chin., Chin-S.,** Cup., Ign., Ipec., LYC., **Nat-M.,** NIT-AC., Nux-V., Phos., Plb., Puls., Rhod., Rhus-T., **Sabad.,** Sep., Sil., Spig., STANN., Staph., **Sulph.,** Thuj., Valer., Verat.

Regular, appearing at the same time:—ARAN., **Cedr.**

Every twenty-first day:—Aur.

Every fourteenth day:—ARS., Chin., Lach.

Fourteen days better, then fourteen days worse:—Mag-M.

Every tenth to fourteenth day:—Kali-P.

Every seventh day:—**Ars.,** Aur., Canth., Cedr., Croc., Eup-Per., PHOS., Sang., Sil., **Sulph.**

Every fourth day:—Ars.

Every third day:—Eup-Per.

Every third to fourth day:—Aur.,

Every second day:—Calc-C., Cham., CHIN., Ipec., Nat-M.

  Evening:—Calc-C.

  Or stomach Symptoms daily at the same hour:—Ipec.

Pain, attacks of, nightly, regularly toward midnight:—Arg-N.

Spasms or twitchings daily at the same hour:—Ign.

Mind.

Anxiety, attack of:—Cham., Sulph.
Depression:—Aur., Con.

Forgetfulness of short duration:—Nux-M.
Mental debility:—Con.
Restlessness:—Ars.
   Every third day:—Anac.

Sensorium.

Vertigo:—Arg-M., Camph., Cocc., Ign., Kali-M.

Head.

Headache:—Æth., ALUM., Anac., Ars., **Bell.,** Cact., Calc-C., Carb-V., CEDR., CHIN., FER., Ign., Kreos., Lach., Lyc., **Nat-M.,** NIT-AC., Nux-V., Phos., Puls., Rhus-T., SANG., SEP., SIL., **Spig.,** Sulph.

At the same hour:—CEDR., Kali-B.

Every day:—ARS., **Nat-M.,** Nux-M., Nux-V., Sil.

   At the same hour:—Ars. Cimic., Gels., Kali-B., Nat-C.

   At night:—Rhus-T.

Every other day:—Ambr., CHIN., Cimic., PHOS.

Every third day:—Eup-Per., Hydr.

   Or fourth day:—Aur., Eup-Per.

Every seventh day:—Calc-C., IRIS., LAC-D., Nux-M., PHOS., Phyt., Sabad., SANG., SIL., SULPH.

Every Sunday (as a day of rest):—Lac-D., Epiph., Rhus-T.

Every tenth day:—LACH.

Every fourteenth day:—Ars., Calc-C., Chel., Chin., Ign., Nicc., Phyt., Puls., SULPH.

Every sixth week:—Mag-M.
  Pain the forehead and eyes, as if the head would burst:—Mag-M.

Eyes.

Eyes, pain in the:—Cedr., Chin., Coloc., Euphr., Gels., Nat-M., PRUN.
Vision, blindness:—ANT-T., Chel., Chin., Digit., Euphr., Hyos., Merc., Nat-M., Phos , Puls., Sep., Sil., Sulph.

Nose.

Nose-bleed:—Kali-B.
  9 A.M.:—Kali-B.

Ears.

Discharge from:—Sulph.
  Every seventh day:—Sulph.
Hearing, difficult:—Sec., Spig.

Face.

Pain in the:—Ars., Cedr., Chin., Chin-S., Guai., MAG-P., NAT-M., SPIG., Thuj.

Teeth.

Toothache, every second day:—Cham., Nat-M.
  Every seventh-day:—Ars., Calc-Ars., Phos., Sulph.

Larynx.

Hoarseness:—Nux-V.
Itching in the—Cist.

Stomach.

Nausea, Vomiting, Qualmishness:—IPEC., Sang.
Regurgitation of water every second day:—Lyc.
  And vomiting:—Chel., Cup., Nux-V.

Abdomen.

Pain in the:—ARS., Calc-C., **Cham.,** Chin., Cimic., Coloc., **Cup., Ign.,** Ipec., Iris., Lac-C., NUX-V., Sulph.
  Daily:—Ign., Nat-M.
    Spasmodic pain:—Ign.

Stool.

Diarrhœa:—Alum., CHIN., Flu-Ac.
  Daily at the same hour:—Apis., Sabad., Sel., Thuj.
  Every third week:—Mag-C.
  Every summer:—Kali-B.
Constipation:—Kali-B.
  Every other day:—Ambr., Calc-C., Cocc., Con., Kali-B., Nat-M., Sulph.
  Every third month:—Kali-B.

Genitals.

Burning in the vagina daily at the same hour:—Chel.

Respiratory Organs.

Asthma:—Alum., Asaf., **Cact.,** Carb-V., Chel., Hydr-Ac., Plb.
  Every seventh day:—Kali-M.

Every eighth day:—Sulph.
Cough:—Ars., Cocc., Coc-C., Lach., Lact., Nux-V., Stram.
    Every second day:—Anac., Lyc., Nux-V., Sep.,
    Every day at the same hour:—Lyc., Sabad.

Heart.

Palpitation, 2 A.M.:—Benz-Ac.
    Disturbing sleep—Benz-Ac.

Neck.

Pain in the nape of the:—Chin-S.

Extremities.

Legs, pain in the:—Lyc., Lyss., Rhus-T.

Skin.

Furuncles:—Ars., Iod., Merc., Sulph.

Sleep.

Sleepiness, every second day:—Lach.
Late falling to sleep, every second day:—**Lach.**
Restless, every second night:—Asar.

Fever.

Chill:—ARAN., BOV., CACT., **Cedr.,** Chin-S., Elaps., Sabad., Spig.
    Clock-like regularity, with:—Aran., Cact., Cedr., Gels.
    Irregular:—Ars., Eup-Per., IPEC., Nux-V., **Puls.,** Sep.

TIMES OF THE REMEDIES AND MOON PHASES.

Every day at the same hour:—Cact., CEDR., Cina., Gels.
Every second day:—Lyc.
Every fourteenth day:—ARS., Calc-C., Chin.
Heat, at the same hour:—Sabad., Sil., Stann.

Quotidian:—Ang., Arn., ARS., CACT., Caps., Cedr., Chin., Cina., Dros., Eup-Per., Gels., IPEC., Lyc., NAT-M., NUX-V., Podo., PULS., Rhus-T., Samb., Spig.
  Double:—Bell., Chin., ELAT., GRAPH., Puls., Stram., Sulph.

Tertian:—Apis., ARAN., **Ars.,** Brom., BRY., Calc-C., Canth., CAPS., CEDR., Cham., Chin., Chin-S., Cimx., Eup-Per., **Eup-Purp.,** IPEC., Lach., Lyc., Nat-M., NUX-V., Podo., PULS., Rhus-T., Thuj.
  Double:—ARS., RHUS-T.

Quartan:—Arn., ARS., CIMX., Elat., HYOS., Ign., Iod., LYC., Meny., Nat-M., Nux-V., PULS., Sabad., VERAT.
  Double:—Ars., DULC., Eup-Purp.
Seventh day Intermittents:—Am-M.

During Day.

In General:—Am-M., Cimic., FER., Nat-Ars., Nat-C., NAT-M., Nit-Ac., PULS., RHUS-T., Sang., SEP., SULPH.
Better, during the day:—Acon., Apis., Arn., Bry., Cham., Euphr., Lach., Mag-P., Merc., Sep.
  Cough:—Lach., Merc.
  Pains:—Mag-P.

Pains during the day, not at night:—Arg-N.
Worse during the day, as long as it is light:—Nux-V.

Increasing from morning until noon, decreasing with the descent of the Sun:—Acon., Glon., Kali-Fer., Spig., Stram.

Weakness:—AM-C., NAT-M., STANN., SULPH.

Mind.

Anxiety:—Bell.
Dreaminess (always as if in a dream):—Ars.
Irritability:—Merc-C.
Mistrust:—Merc.
Restlessness:—Rhus-T.

Head.

Jerking:—Sep.

Eyes.

Burning in the:—Mang.
Dim Vision:—Apis.
Lachrymation:—ALUM.
Nyctalopia:—Calc-C., Sil., Stram.
Pains in the:—Hep., KALM., SANG.
Photophobia:—Graph.
Pressure in the eyelids:—Caust., Lyc.
   Itching:—Sulph.

Ears.

Noises in the:—Phos-Ac., Sulph.

Nose.

Pains in the nasal bones:—Sulph.
Coryza:—Nux-V.
   Nasal discharge, yellow:—Arum-T.

Face.

Pains in the:—Cimic., Spig.

Teeth.

Toothache:—Coc-C.

Stomach.

Eructations:—Bry., IOD., Petr.
   Sour:—Nux-V., SULPH.
Nausea and vomiting, qualmismness:—Nit-Ac.
Retching:—Stann.
Thirst:—Led.

Abdomen.

Colic., periodic:—NAT-M.
Flatulence, flatus, discharge of:—Sulph.

Stool.

Diarrhœa during the day only:—Con., Elaps., Form., Gran., Hep., Kali-M., NAT-M., Nux-V., **Petr.**
Incontinentia Alvi:—Hyos.

Anus.

Itching in the:—Sulph.

Urine.

Micturition, urging to:—Fer-P., Mang.
    Day only, during:—Fer-P.
Diminished:—Lyc.
Increased:—Sulph.
Infrequent:—Lyc.
Involuntary:—Bell., Fer., FER-P., Fluo-Ac.
    At Night:—Arg-N., ARS., CAUST., Hyos., Rhus-T.
    During sleep:—Bell.
Profuse:—Mag-M., Psor., RHUS-T.

Male Sexual Organs.

Sexual Impulse or Erections:—Chel., Oleum-An., Phos.
Pollutions:—Nux-V.

Female Sexual Organs.

Menstruation or Menses during the day only:—Caust., PULS.

Larynx.

Hoarseness:—Acon., Ars.

Respiratory Organs.

Asthmatic Respiration:—Lyc.
Rattling in the Bronchi:—Arg-N.
Cough:—AM-C., Arg.-M., Arn., Bell., Bry., Calc-C., EUPHR., Kali-M., LACH., NAT-S., Spong., Staph.

Dry:—Spong.
During day only:—Am-C., Calc-C., EUPHR., Lach., Phos.
Every second day:—Anac., Nux-V.
Persistent:—Scilla.
Rattling, and in a closed room, not at night or in open air:—Arg-N.

Chest.

Pain on the sternum:—Calc-P.

Heart.

Palpitation:—Acon., Iod.

Back.

Pain in the:—Camph.

Extremities.

Twitching:—Sep.

Upper Extremities.

Numbness of hands:—Zinc.
  Tearing pains in the arms:—Sulph.

Lower Extremities.

Feet cold:—Sil.
  Cramp in the calves:—Lyc., Petr.
    When sitting bent over:—Lyc.
  Feet:—Petr., Sep.
  Lower leg:—Fer-M.
  Soles:—Agar., Nit-Ac., Nux-V., Petr., SULPH.
  Heaviness in the legs:—Puls.
  Numbness of Lower Legs:—Carb-An.

Generalities.

Itching:—Hydr., Olnd.
  On head:—Olnd.
  From Over-heating:—Ign., Lyc.

Sleep.

Sleepiness:—ACON., Agar., Agn., ALOE., Alum., Am-C., Anac., Ant-C., ANT-T., **Apis.,** Arn., ARS., ASAF., Bar-C., **Bell.,** Bor., Bov., BROM., BRY., CALC-C., CALC-P., Camph., CANN-I., Cann-S., Canth., Carb-Ac., CARB-V., Carb-S., CAUST., Cham., CHEL., Chin., Cic., Cina., Clem., Cocc., CON., Cop., CROC., Crot-H., Cup., CYCL., Dig., EUP-PER., Fer., Form., FLUO-AC., Graph., Hell. Hep., Hyos., Kali-B., KALI-C., Lach., LAUR., Led., Lyc., Mag-M., Merc., MERC-C., Merc-I-F., MOSCH., NAT-C., NAT-M., Nit-Ac., NUX-M., **Nux-V.,** OP., Ox-Ac., Petr., PHOS., PHOS-AC., Plb., PULS., Ran-B., Rhod., RHUS-T., Ruta., SABAD., SAMB., Sars., Sec., Sel., SEP., SIL., Spig., Staph., STRAM., Sulph., SULPH-AC., THUJ., VERAT., Viola-T., Zinc.

  During day, sleepless at night:—Nat-M.
Yawning:—Nat-C., Nat-S., NUX-V., Sulph.

Fever.

Fever, Circulation, Palpitation:—Acon., Iod.
Chill:—CHIN., Nat-M., Sil.
  Every day:—Sil.

Fever.

Heat during the day only:—Ant-T., Eup-Per., SEP.

Sweat:—ANT-T., **Calc-C.,** CARB-AN., CHIN., **Con.,** DULC., FER., GRAPH., **Hep.,** KALI-M., LYC., MERC., NAT-C., **Nat-M.,** NIT-AC., PHOS-AC., RHEUM., SAMB., **Sel.,** SEP., STAPH., STRAM., SULPH.

Continuing day and night:—SAMB.
Incessantly, day and night:—HEP.
More profuse during sleep:—CAUST.
When closing the eyes:—CON.
With nausea:—Merc.

Morning (4 A.M. to 9 A.M.):—ABIES-N., Abrot., Absin., ACON., AGAR., **Aloe.,** AMBR., Am-C., AM-M., ANAC., Ang., ANT-C., **Ant-T.,** ARG-M., ARG-N., ARN., **Ars.,** ARS-I., AUR., BAPT., Bar-C., Bell., Benz-Ac., BOR., BOV., **Bry.,** Calad., CALC-C., **Calc-P.,** Caps., CARB-AN., **Carb-V.,** Caust., CHEL., Chin., CHROM-AC., Cic., Cimic., CINA, Clem., COCA, **Coc-C.,** Cocc., Cod., COFF, Colch., CON., Corn-C., Croc., Crot-T., Cup., DIG., **Dios.,** DROS., DULC., **Eup-P.,** Euph., EUPHR., FER., Fer-P., Form., GAMB., Gels., Gran., Graph., Grat., GUAI., HEP., HYDR., IGN., **Kali-B., Kali-C.,** KALI-I., KALI-N., KALM., KREOS., **Lach.,** Led., Lyc., Mag-M., Mar., Menth., MERC., Merc-C., Merc-I.-F., Mezer., Nat-Ars., NAT-C., NAT-M., **Nat-S.,** NIT-AC., **Nux-V.,** Olnd.,

ONOS., Op., Par., Pareir., PETR., PHOS., PHOS-AC., PHYT., Plant., Plb., **Podo.,** PSOR., PULS., RAN-B., RHEUM., RHOD., RHUS-T., Rumx., SABAD., Sal-Ac., SANG., Sars., Scilla., Sel., SENEC., Seneg., SEP., SIL., SPIG., STANN., Staph., STRAM., **Sulph.,** Sulph-Ac., Tab., Tarax., Thuj., VALER., VERAT., VERAT-V., VERB., Viola-O.

After Sunrise:—Cham., Nux-V.

4 A.M.:—Apis.

5 A.M.:—Kali-I., Kali-P.

Beginning at 2 A.M.:—Kali-P.

8 A.M.:—Thuj.

9 A.M.:—Cham.

<**Toward morning:**—Bell.

<**Morning on awaking:**—Ign., Nat-M., Nux-V., Sulph.

>**At day-break:**—Aur., Colch., Mezer., Nux-V., Symph.

>**Morning:**—Chel., Merc., Zinc.

Neuralgia:—Chel.

Rheumatic complaints disappearance of the complaints which had been < during the night, so that resting in bed is beneficial):—Merc.

Feels well in bed: the complaints appear after rising and beginning the day's duties:—Iod.

Increasing from morning until noon, decreasing with the descent of the sun:—Acon., Glon., Kalm., Mezer., **Spig.,** Stann., Stram.

Chorea:—Mygal.

TIMES OF THE REMEDIES AND MOON PHASES. 57

Cramps or Spasms:—Calc-C., Caust., Crot-H., Mag-C., Phos., Plat., Sep.
   9 A.M.:—Bry.
Fainting:—Alum., Ars., **Cocc.,** Con., **Nux-V.,** Sang., Sulph.
   Menses, during and after:—Nux-V.
   Rising, when:—**Bry.,** **Cocc.,** Iod., Kreos., LACH., Nux-V., Sep.
   Rising earlier than usual, when:—Kreos.
Languor:—Am-C, AMBR., Carb-An., CON., Croc., Merc-C., Nat-M., Nit-Ac., NUX-V., Petr., Stront.
Restlessness:—Gels., Lach.
Trembling:—DULC., NUX-V.
Weakness:—**Ambr.,** Arg-M., **Ars.,** BRY., **Carb-V.,** CON., CROC., GELS., **Lach.,** LYC., MAG-C., MAG-M., MERC., **Nat-C.,** NAT-M., NIT-AC., **Nux-V.,** Petr., **Phos., Phos-Ac.,** Puls., **Sep.,** Sil., Spig., STAPH., Stront., **Sulph., Verat.**
Every morning:—Acal., Tarent.
General 9 A.M. to 11 A.M.:—Tarent.
Awakening, on:—CAL-C., PHOS., Rheum., SANG., Spig., Staph.
   And great weariness with headache and fœtor oris:—Rheum.
   After:—CON., Phos., Sep., SIL.
   Rising, when:—DULC., FER., **Lach., Sep.,** Sil.
      After:—LACH., NIT-AC., NUX-V., PHOS-AC.
   Nervous and exhausted:—Nat-M.
Weariness:—BRY., Carb-V., Cham., Kali-Chl., NAT-M., NUX-V., Sulph.

Mind.

Anxiety:—Ail., **Ars.,** Chin., Graph., Lach., **PHOS.,** Sulph.

   3 A.M.:—Ars.

Awakening, on:—Carb-V., Caust., **Chin.,** LACH., Lyc.

Benumed, as if:—Thuj.

Bewildered:—Æsc., Anac., Bry., Calc-C., Carb-An., Carb-V., Rhod., Rhus-T.

   Awakening on:—Æsc., Bry., Carb-V.

Cheerful:—Fluo-Ac.

Delirium:—Bry.

   At day-break:—Bry.

Depressed, gay in the evening:—Zinc.

Discontent:—Bor.

   Stool, before:—Bor.

Fear:—Graph.

Forgetfulness:—Thuj.

Forsaken, friendless feeling:—Lach.

Head-strong, obstinate:—Staph.

   Throws things away:—Staph.

Indolence:—Carb-V., Nat-M., Phos-Ac.

Irritability:—BELL., Lach., **Lyc.,** Merc-I.-R., **Nat-M.,** Nat-S., STAPH.

Rage, wrath, anger, inclination to:—Kali-C., Mag-M., Nux-V.

Sadness:—Alum., LACH., Nit-Ac., Plat., Puls., Sep.

Satiety of life:—Lach., Lyc.

Unconsciousness:—Bry., Nux-V.

Uneasiness:—Ign.

   After rising:—Ign.

Weep, inclination to:—Sulph.
    11. A.M.:—Sulph.

Sensorium.

Vertigo:—Alum., Am-C., **Arg-N.,** Bov., **Bry., Calc-C.,** CARB-AN., Cast-Eq., Chel., Chin., Cinnb., Dulc., GELS., Graph., Hep., Kali-M., LACH., **Lyc.,** Mag-M., NAT-M., Nit-Ac., **Nux-V., Phos., Puls.,** SIL., SULPH., ZINC.
Bed, in:—CALC-C., Carb-V., Lach., Zinc.
Break-fast, before:—Alum.
    during:—Sil.
    after:—Calc-C.
Rising, when:—BELL., **Bry.,** Caust., **Con.,** Dulc., Gamb., **Lyc.,** Mag-M., NAT-M., Nit-Ac., **Phos., Puls.,** RHUS-T., Spig.
    After:—LYC., Nit-Ac., **Phos.**

Head.

Full feeling in the:—Con., Lach.
Headache:—Am-C., Arg-M., **Bell., Bry.,** Graph, **Lach.,** Naja, **Nat-M.,** NIT-AC., **Nux-V.,** PHOS., SEP., Thuj.
Side, in:—Spig.
Every morning:—Hep.
    4 A.M.:—Meli.
    5 A.M.:—Kali-B., Kali-I.
    6 A.M., until evening:—Crot-T.
    8 A.M.:—Thuj.
    9 A.M.:—Meli.
    9 A.M. to 1 P.M.:—Mur-Ac.
    9 A.M. to 3 P.M.:—Caust.

9 A.M. until towards evening:—Aloe.
9 A.M. until 10 A.M.:—Lachn., Mag-C.
11 A.M.:—Ars.

Noon:—Ipec., **Nat-M.,** Phos., Sep., Tab.
Afternoon:—Chin., Sep.
5 P.M.:—Mang.
10 P.M.:—Phys.

Begins in the morning, increases until noon, then gradually decreases:—**Nat-M.,** Phos., Sulph.

    Ceases toward evening:—Acon., Bry., KALI-B., **Nat-M.,** Nux-V., SANG., **Spig.,** Stram., Sulph.

During the day, decreases toward evening:—Nux-V.

    And becomes more violent as the day progresses:—Cact., Pic-Ac.

Increases and decreases each day with the Sun: —Acon., Glon., **Kali-B., Kalm., Nat-M.,** Lac-D., Phos.

In the morning in bed:—Agar., **Bry.,** Cham., Nat-M., Nit-Ac., NUX-V., Rhod.

    Awaking on:—Arg-N., Arn., **Bry.,** Graph., Lach., Naja., NAT-M., Nit-Ac., NUX-V., Phos., Sep., Sulph., Thuj.

    4 A.M.:—Sep.

Opening the eyes, when first:—BRY.

Rising on:—Bry., CYCL., Lach., Sep.

    At the same hour:—KALI-B.

Better on rising:—Kali-I., Nit-Ac., **Nux-V.,** Rhod.

Rising, after, until noon, returning at 7 P.M.:—Chel.
With pulsation in the head every morning:—Nat-C.
With inclination to vomit on awakening:—Graph.
    Generally one-sided:—Graph.
Frequently with vomiting:—Hep.
Throbbing in the forehead, with nausea and vomiting < in the morning before 10 A.M., > when lying down:—Nat-M.
Dull, stupefying, < in the morning and when stooping, > when lying down and in cold air:—Phos.
    Begins in the morning and gets worse in the afternoon:—Nux-V.
Morning right side, evening left side:—Bov.
Pain in the bones and periosteum of the skull:—Rhod.

Headache:—**Left supra-orbital pain, increasing from morning until noon, decreasing until 4 P.M.:**—Mezer.
    At the same hour:—Nux-V., Sulph.
    Every day from 9 A.M.. to 1 P.M.:—Mur-Ac.
        Begins over the left eye:—Mur-Ac.
    Every morning:—Hep.
    Every other morning, on awaking:—Eup-Per.

Amelioration:—Bov., Caust., Kreos., Laur., Mag-S., Nat-M., Ox-Ac., Petr., Verat.
    In room:—Bov.
    Vertex:—Laur.

In the morning when rising:—Alum., Cham., Ign., Kali-I., Merc-I-R., Nit-Ac., **NUX-V.**, **Ox-Ac.**, Phos., Phos-Ac., Ran-B., Spig.

Pain in the forehead:—Ran-B.

Pain in the occiput:—Spig.

Pain in the side:—Merc-I-R.

Pain in the vertex:—Ox-Ac.

    With Vertigo:—Am-M.

        And nausea:—Kali-B.

Heat in the head:—Kalm., Merc-I-R., Mezer., Nux-V., Podo., **Sulph.**

Heaviness of the head:—Carb-An., LACH., **Nux-V.**

Itching of the scalp:—Kali-C., Sulph.

    of the occiput:—Sulph.

Pulsation in the head:—Bry., Calc-C., Kobalt., Nat-M., NIT-AC., Nux-V., **Sulph.**

    When rising:—Asar.

Sweat on the head:—MEZER., SEP.

Eyes.

Biting in the, on awaking:—Iod., Sep.

Dim vision:—Caust.

Flashing up before the eyes:—Nat-M.

Pressure in the:—Sep., Stann.

Sand, feeling of, in the:—Sulph.

Sparks before eyes:—Calc-C.

Aggravation of all the eye symptoms:—Aloe., Nat-M., Sep.

Biting in the:—Lyc., Nat-M., Nux-V.

    After rising:—Nat-M.

Burning in the:—Alum., Fer., Mur-Ac., Nat-M., Nat-S., Nit-Ac., Sulph., Zinc.

TIMES OF THE REMEDIES AND MOON PHASES. 63

After rising:—Sulph.
Edges of the eyelids:—Gamb., Nat-S., Nit-Ac., Nux-V., SULPH., Zinc.

Dim Vision:—Chel., Nat-M., Puls.
    As if looking through a veil:—Nat-M.
    10 A.M.:—Nat-M.

Dryness of eyes:—Caust., Lyc., Nux-V., Puls., Sil., Zinc.
    After Lachrymation:—Sulph.

Flaring, flickering before eyes:—**Cycl.**
Gum on eyelids:—**Phos.**
Heat in the:—Hep., Mezer.
Itching in the:—Nat-S., Sulph.
Lachrymation:—Calc-C., Sulph.
Mucus on the:—Sulph.
    In the canthi:—Cham.
    In the inner canthi:—PULS.

Opening, difficult, of the eyelids:—Ambr., CAUST., Lyc., Nit-Ac., Petr., Phos-Ac., SEP.

Pain in the:—Ambr., Aur., Graph., Nat-Ars., Nux-V., SPIG.
    Beginning in the morning, increasing until noon, ceasing at night:—KALM.
    Shooting, in the—Arg-N., Nux-V.
    Sticking:—Crot-H., Sil.
    Tearing:—Crot-H.

Photophobia:—Ant-C., Calc-C., Nat-S., NUX-V., Sil.
Pressure in the:—Nux-V., Sep., ZINC.
Pulsation in the:—Nux-V.
Redness of the:—Rhus-T., Sulph.
    of the eyelids:—Sulph.

Sand, feeling of, in the:—NAT-M., Sil.
Swelling of:—**CHAM.,** Crot-H., SEP., SULPH.

Ears.

Noises, in the:—Alum.
    Bed in:—Aur.
    Buzzing:—Alum.
    Echoing:—Caust.
    Rising, after:—Nux-V.
Pains, in the:—Mang.
    Pressing:—Sep., Verb.
    Rising, when:—Form.
    Sticking:—Fer., Nux-V.

Nose.

Bleeding:—AMBR., Am-C., ARN., Arum-T., Bov., BRY., Calc-C., CARB-AN., **Carb-V.,** Caust., CHIN., FER., Graph., **Ham.,** KALI-C., Lact-Ac., **Lach.,** Nat-M., **Nit-Ac.,** Nux-V., **Phos.,** RHUS-T., Sep., Stann., Sulph.
    Awaking, on:—Aloe.
    Bed., in:—Caps.
    Rising, after:—BRY., CHIN., Fer.
    8 A.M.:—Bry.
    9 A.M.:—Carb-V., Kali-M.
        Periodic:—Kali-M.
    Washing, when.—AM-C., Arn., Kali-M.
Blood, blowing, from:—Caust.
Coryza:—Arum-T., Aster., Bar-C., NUX-V., Scilla.
    Fluent:—Acon., Cycl., EUPHR., Nux-V., Scilla., Sep., Sulph.
        Rising, after:—NUX-V.

Stuffed or Dry:—Apis.
    Fluent in the evening:—Apis.
Discharge, Yellow:—Puls.
Smell, changed:—Kreos., Puls.
Sneezing:—**All-C.,** Caust., Cimx., GELS., Kali-B., Kreos., Mag-C., Nat-M., Nux-V., Puls., Sep., SULPH.
    Bed, in:—Nux-V., Puls., Sep.
    6 A.M.:—Sep.
Stoppage of Nose:—Calc-C., Carb-An., Hep., Kali-B., KALI-I., **Lyc.,** Mag-M., Phos., Sil.
    Fluent during the day:—Sil.

Face.

Chill in the:—Chel., Lyc., Merc.
Pains in the:—Agar., Chin., Sars., Sep.
    Boring in the root of nose, every morning:—Sep.
    Tearing:—Mezer.
Pale:—Sec.
    After rising:—Bov.
Heat, dry, on the:—Arn., Lil-T.
    Left cheek, hot, red and shining on awaking:—Lil-T.
Redness of:—Podo.
Swelling, puffed, turgid:—Nit-Ac., Spig.

Mouth.

Burning in the:—Arum-T.
Dryness of the:—BAR-C., Cham., Dios., Fer., Graph., LYC., Mag-C., Nit-Ac., Nux-V., Paris., Podo., **Puls.,** Sabad., SEP., **Sulph.**

Tongue:—BAPT., Bar-C., Calc-C., Cist., Clem., Nit-Ac., OP., Paris., Podo, **Puls.,** RHUS-T., **Sulph.**

And white coating with great thirst:—Nit-Ac.

Palate:—Puls., Sulph.

Fœtor from the:—Arg-N., ARN., **Aur.,** Camph., Grat., **Nux-V.,** PULS., Sil., Thea.

Awaking, on:—Rheum.

Mucus, accumulation of:—**Apis.,** BELL., Fluo-Ac., GRAPH., Iod., Lept., Nux-V., Podo., PULS., Spig., Stront., Sulph.

Sleep, after, covered with bad smelling mucus:—Rheum.

Mucus expectoration:—Mag-M.

Salivation:—Sulph.

Toothache:—Ant-T., Dros., Fer., Hyos., Ign., LACH., Nux-V., Puls., Rhus-T.

Morning, in bed:—Staph.

Taste.

Bad:—Camph., **Merc.,** Merc-I-F., Nat-S., NUX-V., **Puls.,** Sep.

Bitter:—Am-C., Bar-C., CALC-P., Carb-An., Carb-V., CHAM., Helon., Kali-I., LYC., Mag-C., NUX-V., **Puls.,** Sep., Sil., SULPH.

Bloody:—Sil.

Insipid, flat:—Sulph.

Putrid:—**Ars.,** Chin., Merc-C., Rhus-T., SULPH.

Repulsive:—Bry., **Puls.**

Sour:—Lyc., **Nux-V.,** PULS., Sep., SULPH.

Throat.

Burning in the:—Arum-T., Kali-B.
Contraction in the:—Agar.
Dryness in the:—Ail., ALUM., Ambr., Cist., PULS.
Hawk, inclination to:—Ail., Calc-C., Nat-M., Phos.
Mucus, accumulation of:—ARG-M., Bar-C., Calc-C., Graph., Kali-B., Nat-C., Nat-M., PULS., Sil.
Pain in the:—Lach., Rhus-T.
Scratching in the:—Ail., Caust.
Sore, excoriated feeling:—Calc-P., Cist., Form.

Stomach.

Anxiety in the:—Acon., ASAR.
   In tipplers:—ASAR.
Appetite, increased:—Arg-M., Calc-C.
   Wanting:—Abies-N., Caust., Fer-M., SENEG.
     But great at noon and in the evening:—Abies-N.
Burning and pinching after rising:—Nat-S.
Empty feeling:—Æsc., Croc.
   With distended feeling of the Stomach:—Croc.
Eructations:—Con., Kali-M., Kalm., PETR., PULS., Sulph.
   Breakfast, before:—Bov., Ran-S.
   Empty:—Plat., SULPH.
   Frequent, tasteless:—Con.
   Putrid:—Nux-V.
   Sour:—Puls.
Heart-burn:—Nux-V.
   Breakfast, before:—Nux-V.
Heavy feeling:—Carb-A., Puls.
Nausea:—Anac., ARN., Bov., Cact., Calc-C., CARB-V.,

Cham., Cic., Cur., Dig., Dros., **Graph.,** Kalm., Lac-D., Mezer., NAT-M., **Nux-V.,** PETR., **Puls.,** Sep., Sil., Sulph.
  Bed, in:—NUX-V.
  Pregnancy, during:—ANAC., Nat-M., NUX-V., Petr., **Puls., Sep.,** Sulph.
  With accumulation of water in the mouth and fainting:—Petr.
Pains in the:—Caust., Chin., DIOS., KALI-B., Kali-C., **Nux-V.,** Phos., Sulph.
  Pressing:—Chin., Nat-M., **Nux-V.,** Sulph.
Ravenous Hunger:—Arg-M., Calc-C.
Retching (inclination to vomit):—Nat-C., NUX-V.
Sore, excoriated feeling in the:—PHOS.
Thirst:—Graph., NIT-AC., Nux-V., Stram., VERAT.
  Chill, with:—VERAT.
  Rising, after:—Verat-V.
Throbbing, pulsation in the:—Sep.
Vomiting:—Caps., Con., **Cycl.,** Dig., Dros., FER., FER-P., Guai., Hep., IGN., Lyc., NAT-M., NUX-V., Sil., Sulph., Sulph-Ac., Tarent., VERAT.
  Bilious:—Hep., SEP.
  Bitter:—Bry.
  Breakfast, before:—Kreos., NUX-V., **Tab.**
  Coffee, after:—CHAM.
  Cough, with morning:—Scilla.
  Food, of:—Plb., SEP., Sulph.
  Sour:—Kali-B., NUX-V.
  Tipplers, of:—**Ars., Asar.,** Caps.
  Watery:—Sulph.
Water-brash, every second day.—Lyc.

Abdomen.

Distention of:—Cham., Nit-Ac., Rhod., Sulph.
Flatulence:—ARG-N., Podo., Zinc.
    Awaking, on:—ARG-N.
Flatus, discharge of:—**Carb-V.,** PULS.
    Awaking, on:—CARB-V.
    Fetid:—All-C., NAT-S.
Gurgling in the:—Nux-V.
Pains in the:—Calc-C., Caust., **Dios.,** Hep., Nat-S., Nit-Ac., PETR., Podo., Ptel., PULS., SEP., SULPH., **Verat.**
    Abating:—Plb.
    Awakens every morning with pinching, colicky pains, doubling up:—Petr.
    Awaking, on:—Calc-C., Lyc., Puls.
    Breakfast, before:—Nat-S.
    Frequent, with vomiting:—Hep.
    Load, with feeling as of a:—SEP.
    Pinching, spasmodic:—Dios., Lyc., NUX-V.
    Rising, on:—Nat-S., Sep.
    Sticking:—Ran-B.
    Stool, during:—SULPH., **Verat.**
    Sunrise, at:—Cham.
    Umbilicus, about:—Dios.
    5 A.M. colic:—Kobalt.
Pressure in the:—Sep.
    9 A.M.:—Sep.
Rumbling in the:—Nux-V.

Anus.

Burning in the rectum:—**Mur-Ac.,** NIT-AC., **Sulph.**
Hæmorrhoids:—Dios.

Itching at the:—SULPH.
Pain in the rectum:—Podo.
    During stool:—Podo.
  Cutting:—Graph.
    In bed:—Graph.
  Pressing:—Kali-B.
    After stool:—Kali-B.

Pressure in the rectum:—Kali-B.
  After stool:—Kali-B.
Tenesmus in the rectum:—Æth.

Stool.

Diarrhœa:—Agar., **Aloe.,** ANT-C., Apis., ARG-N., **Ars.,** Bor., BOV., **Bry.,** CHIN., Cist., Cop., DIOS., Dulc., Form., GRAT., Iod., **Kali-B.,** Kali-C., Lil-T., Lith., Lyc., **Mag-C.,** Mur-Ac., NAT-M., **Nat-S.,** Nuph., **Nux-V.,** PETR., **Phos., Podo.,** PSOR., **Puls.,** Rhus-T., RUMX., **Sulph.,** Tab., THUJ.

Awaking, on:—Rumx., SULPH.
Early, driving him out of bed:—**Aloe.,** KALI-B., Phos., PSOR., Rumx., **Sulph., Tub.**
Especially toward morning and night only, frequently involuntary, liquid, painful:—Psor.
Lienteric:—CHIN., Podo., Sulph.
Rising, before:—**Aloe.,** Bor., Chin., Cic., Nuph., PSOR., Rhus-T., RUMX., **Sulph., Tub.**
  And fore-noon:—Rhus-T.
  After:—Æth., Agar., **Nat-S.,** Nux-V., Phos., PSOR., **Tub.**

And going about:—Bry., Lept., **Nat-S.,** Sep.

Until afternoon:—Nat-M.

3 A.M. to 4 A.M.:—Am-M., NUX-V., TUB.

3 A.M. to 5 A.M.:—Am-M., Puls., **Sulph., Tub.**

5 A.M.:—**Aloe., Sulph.**

5 A.M. to 10 A.M.:—**Aloe,** Am-M., TUB.

Urinary Organs.

Burning in the urethra:—Fluo-Ac., NAT-M.

In the neck of the bladder:—NUX-V.

Dysuria:—SEP.

In old men:—BENZ-AC.

Pressure in the bladder:—Sep.

Spasmodic, cramp-like pain in the bladder:—Cop.

Tenesmus of the bladder:—Senec.

Urging to urinate:—Sars., Sep.

Awaking, on:—Sars.

Rising, when:—Sulph.

Going about, when:—Alum., SEP.

Urinary stream weak on awaking:—ALUM., Sep.

Urine.

Dark:—CHEL.

Increased:—Mezer., Sulph-Ac.

Male Sexual Organs.

Coldness of genitals:—DIOS., Sulph.

Erections:—Ambr., Bar-C., Cimic., Lach., Mag-M., NUX-V., PULS., Thuj.

Painful:—NUX-V.
Without libido:—Nat-M.

Pains in the testicles:—CLEM.
Sweat on the genitals:—Aur., PETR.

Female Sexual Organs.

Leucorrhœa:—Aur., Bell., Carb-V., GRAPH., Kreos., Mag-M., **Sep.**, Sulph.

Menses:—Bor., Bov., Ptel.
   And evening:—Ptel.
   Morning only:—Bov., **Sep.**

Pain, pressing downward, in the uterine region:—**Bell.**, Nat-M., Nux-V., SEP.

Larynx.

Dryness in the:—Zinc.
Hoarseness:—Acon., Apis., Bov., CALC-C., **Caust.**, Dig., Euphr., Iod., Mang., Nat-M., **Phos.**, Sil., Sulph.

   Awaking, on:—Paris.
   Cough, with:—Sulph.
   Rising, after:—Carb-An.

Mucus in the:—Kali-B., NAT-M.
Roughness in the:—Carb-An.
Scratching in the:—Op.
Sore, excoritated sensation in the:—Arg-N.
Tickling in the:—Op.
Voice, loss of:—Ail., Brom.
   Awaking, on:—Ail.
   Rough:—Calc-C., Mang.

Respiratory Organs.

Asthma:—Aur., Calc-C., **Carb-V., Coff,** Con., **Kali-C.,** Nuph., Nux-V., Verat.

Awaking on:—Con.

Cough:—ALUM., Arn., **Ars.,** Carb-V., CHIN., **Coc-C.,** EUPHR., Iod., **Kali-B.,** Led., Lyc., Mag-S., Meph., MOSCH, Nat-M., **Nux-V.,** OP., Phos., Psor., PULS., SCILLA.

And at night:—**Caust.**

And in the evening:—Brom., Lach.

Awaking, on:—**Coc-C.,** Ign., RUMX., SIL.

Bed, in:—Caust., Phos.

<4 A.M.:—Anac., **Ant-T.,** Nit-Ac., Nux-V.

   With blue face, retching, cold sweat and trembling:—ANT-T.

(2 A.M.) 5 A.M.:—Kali-I.

5 A.M.:—Arum-T., Kali-C., Kali-N., Rumx.

   With bloody expectoration, sticking pain and headache:—Kali-N.

6 A.M.:—ALUM., Coc-C.

6 A.M. to 7 A.M.:—Arum-T., Calc-P., Dros.

6 A.M. to 9 A.M.:—Cedr.

8 A.M. to 9 A.M.:—Sep., Tarent.

9 A.M. to 12 Noon:—Staph.

Rising, when:—Ars., CINA., Euphr., FER., Phos.

   After:—Carb-An., CINA., SIL.

   Immediately after:—Sil.

Worse toward morning:—Sil.

Dry:—Alum., Am-C., ARS., Chin., Lyc., Mag-S., Stram.

Hollow:—Caust., Ign., Phos.
    Awaking, on:—Ign.
    Bed, in:—Phos.
    Moist:—Alum., ARS., Bry., CALC-C., Caust., CHEL., Chin., Euphr., **Hep.,** Iod., KALI-M., Led., **Lyc.,** Mag-S., Meph., NAT-M., **Puls.,** Scilla, SULPH.
    Spasmodic, with retching:—Kreos.
Cough, suffocating, after rising:—CINA.
Dryness in the trachea:—Paris.
    Awaking, on:—Paris.
Expectoration:—AMBR., Am-C., Ang., Ant-C., ANT-T., BRY., Calc-C., **Carb-V.,** Dig., Euphr., Fer., **Hep.,** Mag-C., MANG., Meph., Nat-M., Nit-Ac., PARIS., PHOS., Phos-Ac., **Puls.,** Rhus-T., SCILLA., **Sep.,** Sulph., Sulph-Ac.
    Awaking, on:—Sulph.
    Morning only:—Phos-Ac.
Hæmoptysis:—**Acal.**
Respiration, accelerated, quickened:—ARS.
    Anxious:—Phos.
    Difficult:—Brom., Caust., Con., Dig., Kali-B., Kali-C., Lach., Nux-V., Phos., Sang., Sep.
        Awaking, on:—Sep.
    Slow:—Lach.
    Whistling:—Lach.

Chest.

Chest symptoms:—<from 3 A.M. to 4 A.M.:—ANT-T.
Constriction of the:—Arg-N., Puls.
Heavy feeling on the:—Phos., SULPH.

Oppression of the:—Alum., **Ars.,** IPEC., NAT-S., **Nux-V., Phos.,** Psor., Puls., SEP., Sil.
    Bed, in:—Phos., Psor.
    Toward morning:—Sil.
Pain in the:—BRY., Rhus-T., Rumx., Scilla., Staph.
    Bed, in:—Rumx.
Sweat, on the:—Cocc.
    Mammæ:—Cocc.

Heart.

Pains, about the:—Kali-B.
Palpitation:—Carb-An., Kalm., Lyc., NAT-M., **Phos.,** Rhus-T., Sarr., SPIG.
    Awakening, on:—Carb-An., Kali-B., NAT-M., Phos.
    Bed, in:—Ign., Kali-M., Rhus-T.
    4 A.M. to 5 A.M.:—LYC.
    Hungry, when:—Kali-M.
    Rising, after:—Spig.

Neck.

Pain in the:—Nux-V., Stram., Zinc.
    Tearing:—Stram.
Stiffness of the neck region:—Brom., CALC-C., Chel., KALI-C., Sulph., Zinc.
    Awaking, on:—Calc-C., Kali-M., Phyt.

Back.

Coldness of the:—NUX-V.
Pain, in the back:—AGAR., Ang., Canth., Cimic., Dros., Hep., LYC., NAT-M., **Nux-V.,** Ran-B.
    At 4 A.M.:—Ang.

Awaking, on:—AGAR.
Rising, when:—Hep., Nat-M.
Rising and moving about, when:—LYC.
Tearing:—Canth.
Scapulæ, in between the:—RAN-B.
Shoulders, in the:—Sep.
    Drawing:—Sep.

Pain in the lumbar region:—Colch., EUP-PER., Hep., Kali-B., **Nat-M.,** NUX-V., PETR., Puls., RHUS-T., Senec., Staph.
  Bed, in bed:—Nux-V., Staph.
  Rising, from bed, when:—Kali-M., Lyc., NAT-M., Petr., SIL.
  Sitting, when:—**Rhus-T.**
Pain, in the sacral region:—Kali-B.
  Awaking, on:—Kali-B.
  Rising, when:—Puls., Staph.

Paralytic, lame feeling in the kidney region on awaking:—Aur.
Rheumatic symptoms <:—Chel., Kali-B., Stram.
                >:—Merc.
  Pains in the shoulders:—Caust.
Stiffness of the back:—Phyt., Zinc.
  Awaking, on:—Lach., Led.

Extremities.

Burning, in the heels:—Graph.
Coldness of the:—Apis., Nux-V., Sulph.
  And blue hands:—Apis.
Coldness of the feet:—Sep., Spig.
  Headache, during:—Sep.

Cramp in the calves, in bed:—Caust., Staph.
    Waking him from sleep:—Sulph.
Cramp in the hands:—Calc-C.
Deadness of the arms:—Sulph.
Heat in the hands and feet:—Nux-V.
Heaviness of the arms:—Iod., PHOS., Sulph.
    Of the feet:—Nat-M.
    Of the limbs:—Nit-Ac., Sulph.
    Of the thighs:—Calc-C.
Itching on the legs:—Puls.
    Bed, in:—Puls.
Numbness of the hands:—Carb-V., Kali-C., PHOS., Zinc.
    Washing, when:—Carb-V.
Pains in the elbows:—Carb-V., Phos.
    Drawing:—Phos.
Pain, in the joints:—Carb-V., Phos-Ac.
Pain in the limbs:—Aur., CAUST., PULS.
    Bed, in:—CAUST., PULS.
    Drawing:—Aur.
Pain in the thighs and lower legs:—Caust.
Restlessness of the legs:—Caust.
    Bed, in:—Caust.
Restlessness of the lower legs:—Psor.
    Bed, in:—Psor.
Rheumatic pains in the lower legs:—Eup-Purp..
Stiffness of the feet:—Led.
    Fingers:—Calc-C.
    Knees:—Lyc.
    Legs:—Verat.
    Limbs:—Kali-B., Lach., Petr., Phos., Rhus-T.
        Bed, in:—Lach.

Wrists:—Sulph.
Sweat on the extremities:—Carb-V.
    Lower extremities:—Sep.
        Awaking, after:—Sep.
Swelling of the feet:—Apis., Aur., Manc.
    Lower leg:—Aur.
Tension in the feet:—Sulph.
    Limbs:—Nux-V.
Trembling of the extremities:—Carb-An., Nat-M.
    Breakfast, during:—Carb-An.
Trembling of the lower legs:—Arg-M.
    Rising, after:—Arg-M.
Weakness of the arms:—Kali-M., NUX-V.
    Knees:—**Dios.**, Nat-M.
    Feet:—NAT-M.
    Thighs:—Calc-C.
Weakness of the extremities:—Nit-Ac., Sulph.
    Awaking, on:—Zinc.
    Rising, when:—Nat-M.

Skin.

Itching of the:—Rhus-T., Sars., Staph., Stram., Sulph.
    Awaking, on:—Stram.
    Bed, in:—Coloc., Petr., RHUS-T., Spong. **Sulph.**
    Rising, on:—Rumx., SARS.
Urticaria:—BELL.

Sleep.

Awaking, too early:—Dulc., Kali-M., Merc., Mur-Ac., Nat-C., NUX-V., Ran-B., SEL.

Between 3 A.M. and 6 A.M., with sudden starting up, then heavy sleep and difficult awaking:—Euphr.

4 A.M.:—Aur., Caust., Chel., Cycl., Merc., SULPH., Tab., Verb.

5 A.M.:—CARB-V., Chin., COC-C., Fer., Ox-Ac..

Deep sleep:—CALC-P., Graph., Nux-V.

9 A.M. until:—Anac.

Lachrymation during sleep:—Fluo-Ac.,Nux-V.

Sleepiness:—Æsc., Agar., All-C., Ant-C., CALC-C., Calc-P., Carb-An., Caust., Clem., CON., Dros., Euphr., GRAPH., Mag-M., Meph., Merc., Nat-C., Nat-S., **Nux-V.,** Petr., Phos., Phos-Ac., PODO., PULS., Sep., Sil., Spig., SULPH.

Sleeplessness:—Nat-M., **Nux-V.**

3 A.M., after:—**Nux-V.**

Yawning:—Arg-N., Asar., Kali-N., Spong.

Fever.

Chill:—ANG., Apis., Ars., **Bov.,** BRY., Calc-C., CON., Cycl., Dros., **Eup-Per.,** Fer., Gels., Graph., Hell., Hep., Led., Lyc., Merc., Mur-Ac., NAT-M., NIT-AC., **Nux-V.,** Phos., **Podo,** Rhus-T., SEP., Spig., Staph., Sulph., Verat.

Bed in:—Ang., Arn., Bov., CHIN-S., Graph., Led., Merc., Mur-Ac., NAT-M., Nit-Ac., NUX-V., Verat.

Rising, after:—CALC-C., Spig., VERAT.

4 A.M.:—AM-M., Arn., Con.

5 A.M.:—Chin., Dros., Sil.
6 A.M.:—Arn., Nux-V., VERAT.
7 A.M. one day: and 12 noon the next day:—Eup-Per.
7 A.M.:—PODO.
7 A.M. to 8 A.M.:—Eup-Per.
7 A.M. to 9 A.M.:—PODO.
8 A.M.:—Thuj.
9 A.M.:—Kali-M., LYC., Nat-M.
 Without subsequent heat:—LYC.
Morning until noon:—Nat-M.
Heat:—Ang., APIS., Arn., Calc-C., Caust., Cham., Hep., Kali-I., Nat-M., Rhus-T., Sulph.
 Bed in:—PULS.
 5 A.M.:—Apis.
  After shaking chill:—Apis.
 5 A.M. or 6 A.M. until 10 A.M.:—Rhus-T.
  And in the evening:—Hep.
 Burning heat:—Bry., Cham.
 Dry heat:—Arn., Bry.
 With chilliness:—APIS., ARS.
Sweat:—ALUM., AM-C., ANT-C., ARG-N., BOV., **Bry., Calc-C.,** Carb-An., **Carb-V.,** CAUST., **Chin.,** Coff., FER., Hell., **Hep.,** LYC., Mag-C., Mag-M., Mag-S., **Merc.,** Mosch., Phos., PHOS-AC., PULS., Ran-B., **Rhus-T.,** Sep., **Sil.,** STAN., Sulph., **Verat.**
 Profuse:—Aur., **Chin-S.,** Fer., Mag-C., **Merc.,** NIT-AC., OP., PHOS., PHOS-AC., Puls., RHUS-T.
  Sleep, during:—ANT-C., Chin., CHIN-ARS., Puls.

TIMES OF THE REMEDIES AND MOON PHASES 81

Awaking, before:—Chel.
    On:—Ant-C.
        Only, profuse:—Ran-B.
    After:—Ant-C., Chel., FER., Nux-V., Samb., Sep., SULPH.
    Violent:—SULPH.
4 A.M.:—CAUST., FER., Sep.
5 A.M. to 9 A.M.:—Bov.
    Especially on chest:—Bov.
6 A.M.:—Alum., Sil.
6 A.M. to 7 A.M.:—Sulph.
From early in the morning, until noon, every day, or every other day:—Fer.
Cold:—Ant-C.
Parts affected, on the:—AMBR.
Sour-smelling:—Bry., CARB-V., IOD., **Sulph.**
    Forenoon (9 A.M. to 12 Noon).

Aloe., Alum., Am-M., Ant-C., Aran., ARG-M., **Bry.,** Cact., Calc-C., CANN-S., Canth., CARB-V., Cedr., Coloc., GUAI., HEP., Ign., LAUR., **Mag-M.,** Nat-Ars., NAT-C., **Nat-M.,** NUX-M., Nux-V., Par., Phos., Phos-Ac., **Podo,** RAN-B., RHUS-T., Rumx., SABAD., Sars., Seneg., SEP., SIL., Spig., STANN, SULPH., Sulph-Ac., VALER., Verb., VIOLA-T.
    Better:—ALUM.
9 A.M. to 12 Noon:—Ars., Cham.
9 A.M. to 10 A.M.; 2 P.M. or 4 P.M.:—Nat-M.
9 A.M. to 3 P.M.:—Caust.
10 A.M. to 11 A.M.:—**Nat-M.,** Stann.
10 A.M. to 6 P.M.:—Apis.
11 A.M.:—Arg-N., Asaf., GELS., **Nat-M.,** SULPH.

11 A.M. to 12 Noon:—Kali-M.
11 A.M. to 2 P.M.:—Pic-Ac.
Exhaustion:—Ran-B.
Fainting, 11 A.M.:—Ind., Lach., Sulph.
Nervous symptoms < 11 A.M.:—Arg-N.
Trembling:—BOR., PLAT.
   10 A.M.:—BOR.
Weakness:—BRY., Mar., PLAT., RAN-B., Tarent.
   9 A.M. to 11 A.M.:—Tarent.
   And pains, <toward noon:—Arg-M.
Weariness:—Sabad.

Mind.

Gloom, 11 A.M.:—Arg-N.
Indolence:—Alum.
Irritability:—Mang.
Laziness:—Alum.
Sadness:—Cann-S.
   After-noon liveliness:—Cann-S.
Weakness of understanding and memory<:—Guai.

Sensorium.

Vertigo:—Caust., Lach., Lyc., Nat-M., PHOS., SULPH., Zinc.

Head.

Headache:—Cimic., FLUO-AC., Gamb., Nat-M., Sep.
   Better:—Ind., Lact.
      Pain in the forehead:—Lact.
   Until 10 A.M.:—Lachn.
   9 A.M., from, until toward evening:—Aloe.

9 A.M. to 1 P.M. regularly, beginning over left eye:—Mur-Ac.
9 A.M. or 10 A.M.:—Meli.
10 A.M., from, disappearing after dinner:—Coca.
10 A.M. to 3 P.M.:—Nat-M.
10 A.M. to 6 P.M.:—Rhus-T.
10-30 A.M., at:—Hydr.
    Until Noon:—Chel.
11 A.M., at, every other day with vomiting:—Cedr.
11 A.M., until noon, lasting until toward evening:—Nicc.
11 A.M. daily with vomiting:—Nat-M.
    Every other day pain in the vertex with violent nausea, retching and anxiety:—Hydr.
Motion, forward and backward, involuntary, <forenoon and after breakfast:—Sep.

Eyes.

Burning in the:—Sulph.
Dim vision:—Sulph.
Pain in the, 10 A.M. until noon:—Chin.
Supra-orbital neuralgia, right, <11 A.M.:—Mag-P.
Swelling of the:—Euphr.

Ears.

Pain in the:—Mag-C.

Face.

Aching (prosopalgia) from 9 A.M. until 4 P.M.:—Verb.

Stomach.

Appetite, increased 10 A.M.:—Nat-M.
Empty feeling in the:—Ind., Nat-C.
    11 A.M.:—Asaf., Phos., SULPH., ZINC.
Eructation, empty:—Con.
Hungry, 11 A.M.:—Iod., SULPH., Tub.
    Ravengous hunger, 10 A.M.:—Nat-M., SIL.
    Nausea, with:—Sil.
        11 A.M.:—SULPH., Tub.
Nausea:—ARS., Bor., Sil., Staph.
    10 A.M.:—Bor.
    11 A.M.:—Ars.
Pressing pain:—Graph.
Pulsation in the epigastrium:—Asaf.
    With exhaustion at 11 A.M.:—Asaf.
Thirst, 10 A.M.:—Nat-M.

Abdomen.

Bellyache, creeping, spasmodic:—Dios., Nat-C.
Cutting pain:—Rhus-T.
Flatulence:—PULS.
Hypochondria, pressure in the:—Phos.
Sore, excortiating pain in, at every step:—Sulph.

Rectum and Anus.

Rectal pains, cutting, when walking:—Sulph.
    Sitting, when, at 10 A.M.:—Sep.

Stool.

Diarrhœa:—**Aloe.,** Nat-M., NAT-S., **Podo., Sulph.,** Thuj.

Urinary Organs.

Urging to urinate, 10 A.M.:—Equis.

Urine.

Increased:—Mezer.

Respiratory Organs.

Asthma, 10 A.M. to 11 A.M.:—Fer.
Cough:—Am-M., Bell., Rhus-T.
   11 A.M.:—Rhus-T.
Paroxysms of:—Ant-C., Rumx.
   Awaking, after:—Rumx.

Chest.

Pain in the:—Ran-B.
Rattling of mucus in the trachea:—Stan.

Heart.

Palpitation:—Sulph.

Back.

Backache:—Cham., Nat-M.
Rheumatic symptoms<:—Nat-C.

Extremities.

Trembling of the limbs:—Calc-C.

Lower Extremities.

Coldness of the feet:—Carb-An., Sep.
   <After lying down:—Sep.
   9 A.M. to 3 P.M.:—Carb-An.
Heaviness of the legs:—Merc.

Sleep.

Sleepiness:—ANT-C., **Ant-T.,** Bism., Calc-C.,

Calc-P., Cann-I., Carb-An., Carb-V., Kali-N., Mosch., NAT-C., Nat-S., Nux-V., Phos., Podo., SABAD., Sep.

Falling to sleep:—Ant-T.

Yawning:—Calc-P., Carb-An., Sabad.

Fever.

Chill:—ANG., Ant-C., Arn., Ars., Asar., CACT., CALC-C., **Chin.,** Chin-Ars., CYCL., DROS., Eup-P., Led., Nat-C., **Nat-M., Nux-V.,** Phos-Ac., Stront., Sulph., Viola-T.

Heat:—Am-C., Bapt., Cham., Eup-P., **Gels.,** Mag-C., **Nat-M.,** Nux-V., Phos., Rhus-T.

   Burning:—**Nat-M.,** Nux-V., Phos.

      9 A.M. to 12 Noon:—CHAM.

   Chill, without:—Gels.

   Chilliness, with:—Bapt., CHAM.

   9 A. M. to 12 Noon:—Cham., Kali-M.

      And 5 P.M.:—Kali-M.

   10 A.M.:—GELS., **Nat-M.,** Rhus-T., Sep., Thuj.

   10 A.M. to 11 A.M.:—Nat-M., Thuj.

   11 A.M.:—Bapt., Calc-C., **Nat-M.,** Thuj.

Sweat:—Ars., FER., Phos.

   Every other day:—Fer.

Aggravation and Amelioration in General.

Breakfast, before<:—Croc., Iod., STAPH.

              >:—Cham., Con., Nat-M.

   Eructation:—Kreos., Nux-V., TAB.

   After<:—Am-M., Bry., Calc-C., Caust., CHAM., Con., Dig., Graph., Kali-M., Kali-N., Nat-C.,

Nat-M., **Nux-V.,** PHOS., Sep., Sulph., Thuj., ZINC.
>:—Calc-C., Croc., Fluo-Ac., Iod., Spig.

Headache:—Cadm., Gels., Lyc., Nat-M.
    Dull occipital headache<motion and stooping:—Gels.
    >:—Fluo-Ac.

Burning in the eyes:—Sulph.
Eructation, bitter:—Sep.
Face, pain in the (Supra-orbital, Infra-orbital or Superior Maxillary Nerve):—Iris.
Vomiting:—Bor., Carb-V., Fer.
Stomach symptoms>:—Nat-S.
Flatulence, after:—Nat-P., NAT-S.
    Abdomen, full feeling in the:—Carb-V., Sulph.
    Cutting pain in the:—ZINC.
    Diarrhœa<:—Arg-N., Bor., Sep., THUJ.
Rheumatic complaints<:—Phos.

Noon.

Aggravation:—Apis., ARG-N., Carb-V., Kali-B., NUX-M., Nux-V., Pæon., Sep., Stram., Sulph., Valer., Zinc.
    From noon until 12 midnight:—Lach.
    Pains and weakness<toward noon:—Arg-M.

Mind.

Peevishness, after mid-day nap:—STAPH.
Sadness:—Zinc.
Evening lively, or vice versa:—Zinc.

Sensorium.

Vertigo:—Calc-P., Caust., Phos.

Head.

Full feeling in the, until 2 P.M.:—Pic-Ac.
Headache:—Arg-N., Con., Graph.
    Daily:—Arg-N.
    Forehead, in the:—Chel., SULPH.
    Vertex, in the:—PULS., SULPH., THUJ.
    Until 10 P.M.:—Caul., Form., Mag-C., Plat., Sil.
    Until evening:—Plat., Sil.

Eyes.

Burning in the:—Sulph.
Pain in the:—Chin-S.
    Daily:—Chin-S.

Nose.

Nose-bleed:—Am-C., Arg-N.
    Dinner, after:—Am-C., Arg-N.

Face.

Heat of the:—Spig.
Pale:—Verat.

Stomach.

Heavy feeling and oppression in the:—Lyc.
Hunger:—Mezer., Nat-M., Nux-M.
    Ravenous:—Mezer., Nat-M.
Pressing pain in the:—Aur.
Regurgitation of food:—Fer.
Thirst:—LYC.

Vomiting:—Mag-C., Verat.
    Soup, after:—Mag-C.
Water-brush, more after dinner, with hot red cheeks:—Caps.

Abdomen.

Bellyache when promenading:—Coloc.
Pinching, spasmodic pains in the navicular region:—Sulph.

Rectum.

Burning in the:—Sulph.
    Sitting, when:—Sulph.

Male Sexual Organs.

Erections:—Nux-V.
Itching on the scrotum:—Sulph.
Pain in the testicles:—Caust.

Respiratory Organs.

Asthma:—Lob.
Cough >when lying down:—MANG.

Lower Extremities.

Weakness in the lower legs:—Rhus-T.

Sleep.

Sleepiness:—Agar., Chin., Graph.
    Dinner, after:—Carb-V., Cycl., Graph., Nux-M.

Fever.

Chill:—Alum., ANT-C., Arn., **Ars.,** Bor., Elaps., Elat., Eup-P., Fer., Kali-M., Lach., LOB., LYC., NAT-M., Phos., PULS., **Sulph.**
    Dinner, after:—Sulph.

Heat:—ARS., Stram.
   Dinner, during:—Mag-M., Nit-Ac.
     And about midnight:—Elaps.
     After-noon (12 Noon to 6 P.M.).
Acon., AGAR., All-C., ALOE., ALUM., AMBR., AM-C. AM-M., Ang., ANT-C., APIS., Arg-M., Arg-N., **Ars.,** ASAF., ASAR., **Bell.,** BISM., Bor., Brom., BRY., Cact., Calc-C., CALC-P., Camph., CANTH., Carb-S., Cedr., CHEL., CIC., CIMIC., Coc-C., Cocc., Coff, Colch., COLOC., Con., DIG., Dios., DULC., Fer., Gels., Hell., IGN., Iod., Ipec., KALI-N., Kreos., Lach., LAUR., LED., LYC., MAR., Meli., MERC., MOSCH., MUR-AC., Nat-C., Nat-M., NITR-AC., NUX-V., Par., **Phos.,** PHOS-AC., Plb., Puls., RAN-B., Ran-S., RHUS-T., RUMX., Ruta., Sal-Ac., SANG., SARS., SEL., SENEG., **Sep.,** SIL., SIN-N., Spig., Spong., Stan., STAPH., STIL., Stront., **Sulph.,** THUJ., VALER., VIOL-T., ZINC.
   Periodic, every afternoon<:—Alum.
   Well in the morning, begins to complain afternoon:—Stict.
Every other afternoon<:—Lyc.
Amelioration on the:—Phyt., Rhus-T., Sep.
   Heart symptoms:—Sep.
   Of all symptoms:—Sep.
All sick feelings appear immediately on awaking, but feels well from 4 P.M. until going to sleep:—ALUM.
   Symptoms cease:—Phos.
Afternoon lively, forenoon despondent:—Cann-S.

Chorea:—NAT-S.
Fainting:—ASAR., Gels.
Neuralgia every afteroon and during night:—Kalm.
Pains, tearing:—Ind.
Trembling:—GELS., Lyc., Pic-Ac.
Weakness:—Apis., Bry, GELS., Ham., Sil., SULPH.
    3 P.M.:—Ham.
1 P.M. to 10 P.M.<:—Mag-C.
2 P.M. or 3 P.M.:—Puls.
    Fever:—Puls.
2 P.M. pains begin:—Syph.
3 P.M.<—Ang., Bell., Thuj., Zinc.
3 P.M. to 3 A.M.:—Thuj.
4 P.M.:—BELL., Coloc., LYC., Merc-I.F., Puls., Sec.
    Neuralgia:—BELL.
4 P.M. to 6 P.M.:—Sep.
4 P.M. to 8 P.M.:—Coloc., Hell., **Lyc.,** Mag-M.
4 P.M., pains begin after, and decrease at daybreak:—Syph.
5 P.M.:—Apis., Hep., Puls.
5 P.M. to 6 P.M.:—Carb-V., Con.
5 P.M. to 8 P.M.:—Lil-T.

Mind.

Anxiety:—Am-C., Ant-T., CARB-V., Kali-N., Nux-V.
    Restlessness, with:—CARB-V.
    Every day from 4 P.M. to 6 P.M.:—Carb-V.
Cheerfulness:—Cann-S.
Contradiction:—Canth.

Indolence:—Bor.
Irritability:—Bor., Con.
Laziness:—Bor.
Mistrust:—Lach.
Sadness:—Chin-Ars.
Weep, inclination to:—Lyc., Sil.
    4 P.M. to 8 P.M.:—**Lyc.**

Sensorium.

Vertigo:—Æsc., Ambr., Bry., SEP., Thuj.

Head.

Chilliness of the:—Arum-T.
Headache, ceasing after dinner, return at 3-30 P.M., ceasing at sunset:—Coca.
    The entire afternoon:—Coloc.
    Beginning in the afternoon and lasting until the night:—Cup., Verat.
    Increasing until midnight:—Lob.
    1 P.M. to 10 P.M.:—MAG-C., Plat., Sil., Sulph.
    1 P.M. to 3 P.M.:—CHIN-S., Plant.
    1 P.M. to 5 P.M.:—Lact-Ac., Mag-C.
    2 P.M. to 7 P.M.:—Bad.
    2 P.M. until bed-time:—Sep.
    3 P.M.:—Staph., Thuj.
        Also 4 P.M.:—Thuj.
    4 P.M. to 8 P.M.:—Hell., **Lyc**.
    4 P.M. to 3 A.M.:—Bell.
        Or daily until morning:—Bell.
    4 P.M. until morning:—Sulph.
    5 P.M.:—Coloc., Puls.

TIMES OF THE REMEDIES AND MOON PHASES 93

    Migraine with nausea and vomiting:—
       Coloc.
    5 P.M. to 10 P.M.:—Puls.
    >**2 P.M. to 3 P.M.:**—Sars.

Heat, in the:—Carb-An., Hyper., Puls.
Heaviness of the:—Arg-N.
Itching, 2 P.M.:—Chel.
Neuralgia every afternoon and during the night:—
    Kalm.
Pain in the:—Acon., Bad., **Bell.**, Coloc., CUP.,
    Graph., Lac-C., **Lach.,** Lact., LYC., Mag-C.,
    Nux-V., Pall., SANG., Sel., **Sil.,** Stront.,
    SULPH., **Zinc.**
    1 P.M.:—Pall.
    2 P.M.:—Lach.
        **With congestions, violent pulsation, palpi-
        tation and vomiting:**—Lach.
    Dinner, after:—Calad., Cina., Kali-B., NAT-C.,
    Nux-V., Sep.
        Gradually increasing:—Zinc.
Pulsation in the:—Merc-I-R.

Eyes.

Biting in the:—Valer.
Burning in the:—Ant-T., Nat-C., Nat-S., SULPH.,
    Thuj., **Zinc.**
    In the Canthi:—Sang., SULPH.
    **In the eyelids, with redness of the conjunctivæ
    and profuse lachrymation, 5 P.M.:**—Asar.
Dryness of the:—Nat-S.
Flickering before the, after midday nap:—Lyc.

Pain in the:—Cimic.
  2 P.M. to 4 P.M.:—Como.
Pressure in the:—Cham., Euphr.
  After midday nap:—Euphr.

Ears.

Noises in the:—AMBR., Ant-C.
Pain in the:—Chel., Merc-C.

Nose.

Coryza, fluent:—ARUM-T.
Nose-bleed:—Calc-P., Graph., LYC., Puls., Sulph.
  3 P.M.:—Sulph.
  4 P.M.:—Lyc.

Face.

Heat in the:—Arum-T., Carb-A., Rhus-T., Sep.
  5 P.M.:—Rhus-T.
  Without redness, but with thirst, <6 P.M. in the open air:—Sep.
Itching in the:—Chel.
Pain in the:—Chin-S.
  3 P.M.:—Chin-S.
  Burning:—Phos.

Teeth.

Toothache:—Form., Nux-V.

Throat.

Plug, sensation as of a, in the:—Bar-C.
Sore, excoriated feeling in the, 4 P.M.:—Arum-T.

Stomach.

Eructation:—Carb-V., Caust., Cic., **Lyc.,** NAT-C.
    Acrid, sharp:—Caust.
    Sour:—Nat-C.
Gastric symptoms<:—ANT-C., Kali-B., **Puls.**
    4 P.M.:—Kali-B.
    Heavy feeling and oppression in the:—LYC., Sang.
Hiccough (singultus):—Ign.
    1 P.M. to 2 P.M.:—Verat-V.
Nausea:—COCC., Phos., Ran-B., Sil.
Pain in the:—Calc-C., Iris., LYC., Puls., Sep.
Thirst:—Calc-C., Nat-C., PULS., Ran-B., Rhus-T., Zinc.
    Chill, before:—PULS.
        During:—Rhus-T.
    Menses, during:—Zinc.
    2 P.M.:—PULS.
    3 P.M. to 6 P.M.:—Phos.
    4 P.M.:—Lyc.
    6 P.M. to 7 P.M.:—Rhus-T.
Vomiting, 4 P.M.:—Sulph.

Abdomen.

Bellyache:—Coloc., Lyc.
Burning over entire:—Nit-Ac.
    2 P.M. to 3 P.M.:—Nit-Ac.
Colic at 4 P.M.:—Coloc.
    Certain time, every afternoon:—Chin.
    5 P.M. to 10 P.M.,:in children:—Kali-Br.
Cutting, spasmodic pains in the:—Verat.
Distention of the:—Calc-C., Carb-V., Caust., Sulph

Flatulence, 4 P.M.:—Lyc.
Pains in the navicular region:—Sulph.
Rumbling in the:—LYC., Nat-S., Sulph.

Rectum.

Burning in the:—Sil., Sulph.
    Stool, during:—Sil., Sulph.
Pressure in the:—Sulph.
    Stool, during:—Sulph.

Stool.

Diarrhœa:—Ars., Bell., Bor., CHIN., Lept., Lyc.
    3 P.M. until midnight:—Bell.
    4 P.M.:—Coloc.
    4 P.M. to 6 P.M.:—Carb-V., Hell., LYC.
    5 P.M. to 6 P.M.:—Dig.

Urinary Organs.

Urging to urinate:—NUX-V., Sulph.

Urine.

Decreased:—Thuj.
Increased:—All-C., Plat.
    And pale:—Plat.
Milky:—Agar.

Male Sexual Organs.

Erections:—Nux-V.

Female Sexual Organs.

Downward pressing pains in the uterine region:—
    SEP.

Larynx.

Hoarseness:—Am-M.
   5 P.M.:—CAUST., Chel.
   Afternoon, every:—Chel.
Tickling in the:—COC-C.
   2 P.M.:—COC-C.

Respiratory Organs.

Cough:—Ars., Bell., Bov., Caps., Chel., Cimic., Coc-C., Lach., LYC., Sep.
   1 P.M. to 2 P.M.:—Ars.
   3 P.M.:—Coc-C.
   4 P.M.:—Bov., Chel., Cimic.
   4 P.M. to 8 P.M.:—LYC., Sep.
   5 P.M. to 9 P.M.:—Caps.
   Paroxysms, in:—Chel.
   Spasmodic:—Bell.
Respiration, difficult:—Fluo-Ac., Lach., Merc., Sang., Sulph.

Heart.

Pains in the:—Sulph.
Symptoms '<5 P.M. to 8 P.M.:—Lil-T.

Chest.

Stitches, violent, in the right lower thorax at 2 P.M., <breathing, coughing and motion:—Chel.

Neck.

External, pain in, 4 P.M.:—Chin-S.

Back.

Backache:—Sep., Sulph.
    Walking, when:—Sep.
Burning between the shoulders at 1 P.M.:—Chel.
Coldness of the:—Apis., Cocc.
    3 P.M.:—Apis.
Lumbago:—Sulph.
Spasmodic cramplike pains in the right kidney and liver region:—Chel.
    4 P.M. to 9 P.M.:—Chel.

Upper Extremities.

Coldness of the hands, 5 P.M.:—Rhus-T.
    Heat in the hands:—Apis., SULPH.
        Palms:—SULPH.

Lower Extremities.

Coldness of the feet:—Gels., Sulph.
Rheumatic pains in the knees:—Nat-M.
    Lower legs:—Coff.
    Symptoms<:—Bell.
Tension in the calves:—Valer.
    5 P.M.:—Valer.
Trembling of the:—Gels.
Weakness of the:—Rhus-T.
    4 P.M.:—Rhus-T.
    Lower legs:—Rhus-T.
        Walking, when:—Rhus-T.
    Feet:—Lyc.
        4 P.M.:—Lyc.

Generalities.

Depressed, weary with yawning at 2 P.M.:—Chel.

Sleep.

Long:—LAUR.
Sleepiness:—Acon., Agar., ANAC., Ang., Arg-N., Ars., CHIN., Croc., Euphr., Grat., Kali-N., Lach., Nat-C., **Nux-V.,** Phos., Puls., RHUS-T., Ruta., Spong., Staph., SULPH.
  1 P.M., unconquerable weariness with consequent deep sleep until 3-30 P.M.:—Chel.
  1 P.M. to 4 P.M., irresistible somnolency:—Euphr.
  2 P.M.:—Chel., Lyc., Zinc.
  3 P.M., unconquerable sleep:—Chel., Nat-M.
Yawning:—Arg-N., Asar., Kali-N., Spong.

Fever.

Chill:—Ang., **Apis.,** Arg-M., Arn., ARS., Asaf., Bov., Bry., CARB-AN., Caust., Chel., CHIN, CHIN-S., Cina., Cocc., Con., Dros., FER., **Gels.,** Graph., Kali-N., Lach., **Lyc.,** Nit-Ac., NUX-V., Phos-Ac., Psor., **Puls.,** Ran-B., Rhus-T., Sabad., Sil., Spig.
  With cold nose:—Sep.
  Afternoon and evening, then heat and thirst:—Phos.
  Dinner, after:—ANAC., Carb-An., Sulph.
  From noon until 2 P.M.:—Lach.
  Heat, after:—PULS.

With thirst and red face:—Fer.
1 P.M.:—ARS., Canth., Cast., Lach.
1 P.M. to 2 P.M.:—ARS., Eup-Per.
2 P.M.:—ARS., Calc-C., Eup-Per.
2 P.M. to 3 P.M.:—Sulph.
3 P.M.:—Ang., **Apis.**, Asaf., Cedr., CHIN., CON., Staph., Thuj.
    Bed-time, until:—Puls.
4 P.M.:—Æsc., Nux-V., PULS.
4 P.M. to 5 P.M.:—GELS., Kobalt.
4 P.M. to 7 P.M.:—Kali-I.
    With thirst and sleepiness:—Kali-I.
4 P.M. to 8 P.M.:—Bov., Graph., Hell., HEP., LYC., MAG-M., NAT-S.
5 P.M.:—Con., Kali-M.
5 P.M. to 6 P.M.:—Phos., Sulph.
5 P.M. to 7 P.M. and 8 P.M.:—HEP.
6 P.M.:—Arg-N., Cedr., Kali-M., NUX-V., Petr., Sil.
7 P.M.:—Guai., Petr., Rhus-T.
7 P.M. to 8 P.M.:—Sulph.
8 P.M.:—Bov., Caust., HEP.

Heat:—Anac., Ang., **Apis.**, Ars., Asaf., **Bell.**, BRY., Canth., Chel., Chin., Colch., **Gels.**, IGN., Kali-M., LACH., Lyc., Nat-M., Nit-Ac., **Phos., Puls.**, Ruta., Scilla., SEP., Sil., Staph.

Alternating with chill:—CALC., Kali-N.
Chilliness:—APIS., Ars., Colch., Podo.
Dinner, after:—Lach.
Lying down, after:—Puls.
Sleep, after:—Calc-C.

TIMES OF THE REMEDIES AND MOON PHASES.

2 P.M.:—Puls.
4 P.M.:—Hep., LYC.
Without chill:—**Ars., Bell.,** Bry., **Gels.,** Sil.
    12 Noon to 1 P.M.:—Sil.
    1 P.M. to 2 P.M.:—ARS.
    2 P.M.:—PULS.
    2 P.M. to 3 P.M.:—Kali-M.
    3 P.M. to 4 P.M.:—APIS.
    3 P.M. to 5 P.M.:—Sil.
    4 P.M.:—**Anac.,** APIS., Ipec., Lyc., **Stan.**
        With thirstlessness:—Ipec.
    4 P.M. until after supper:—Anac.
    4 P.M. through the whole night:—Hep., Phos.
    4 P.M. to 5 P.M.:—Stan.
        With sweat:—Stan.
Burning:—**Ars., Bell.,** Bry., Hep., PHOS., Puls.
    4 P.M. through the whole night:—Hep.
    Lasting several hours:—**Lyc.**
Dry:—ARS.
Ebullitions of:—SEP.
    And trembling without thirst, in the evening, fever with thirst and pain in the forehead:—Arg-M.
Sweat:—Berb., FLUO-AC., HEP., Mag-M., Nux-V., Phos., Sel.
3 P.M. to 5 P.M.:—Sil.
Cold:—GELS.

Evening (6 P.M. to 9 P.M.)

Abrot., **Acon., Agn.,** ALL-C, ALOE, **Ambr.,** AM-C., Am-M., Anac., ANG., ANT-C., ANT-T., Apis.,

TIMES OF THE REMEDIES AND MOON PHASES.

ARG-M., **Arg-N.,** ARN., ARS., ASAF., ASAR., BAPT., **Bell.,** BOR., Bov., Brom., **Bry.,** CALAD., **Calc-C.,** Calc-P., CAPS., **Carb-A.,** Carb-S., **Carb-V., Caust.,** Cedr., CHAM., CIMIC., COCC., COLCH, COLOC., Com., CON., CROC., Cup., CYCL., Dig., Dros., DULC., EUPHR., FER., GAMB., Graph., GUAI., HELL., **Hep.,** Hyos., **Ign.,** IOD., IPEC., JATR., **Kali-B., Kali-C.,** KALI-N., KALM., **Lach.,** LAUR., LED., **Lyc., Mag-C., Mag-M.,** MANG., Mar., Meny., **Merc-I-R., Mezer.,** Mosch., NAT-C., NAT-M., **Nit-Ac.,** NUX-M., PAR., PETR., **Phos.,** PHOS-AC., Phyt., PLAT., PLB., **Puls.,** RAN-B., RAN-S., RHOD., RHUS-T., RUMX., RUTA, Sabad., SABI., SAL-Ac., SAMB., SANG., Sars., Sel., SENEG., **Sep., Sil.,** SIN-N., Spig., STAN., Staph., Stict., STRONT., **Sulph.,** SULPH-AC., TAB., THUJ., **Valer.,** Verb., Vib.

6 P.M.:—Nat-M.

6 P.M. to 7 P.M.:—Hep.

6 P.M. to 6 A.M.:—Kreos., SYPH.

8 P.M.:—Bell., Caust.

9 P.M.:—Anac., **Bry.**

9 P.M. to 10 A.M.:—Anac.

Sunset, after:—Bry., Ign., PULS., Rhus-T.

Symptoms begin at 6 P.M., increase until night, and disappear toward morning:—Lil-T., Syph.

Pains appear in the morning and last until daybreak:—Colch., Kalm.

TIMES OF THE REMEDIES AND MOON PHASES. 103

Twilight, worse at:—AM-M., ANG., ARS., Berb., Bry., **Calc-C.,** CAUST., Dig., Dros., IGN., Nat-M., **Phos.,** Plb., PULS., RHUS-T., Staph., Sulph-Ac., Valer.

Anxiety:—**Calc-C., Phos.,** RHUS-T.
Chill:—Ign.
Headache:—ANG., PULS.
Pressure in the eyes:—Nat-M.
Sadness:—PHOS.

Better:—Alum., Bry., Phos.
Evening, after lying down, worse in the:—Apis., ARS., Ign., Led., PHOS., Puls., Stront., Sulph., Thuj.

Evening, toward, worse:—Æth., LAC-C.
Night air aggravates:—Carb-V., MERC., **Nux-M.,** Sulph.

Sensitive to:—CARB-AN., Carb-V., Sulph.

Amelioration toward evening:—Kali-B., Kali-C.
Rheumatism:—Kali-C.
Evening, in the:—Arn., Bry., Calc-C., Fer., Lyc., Merc.

Pain in the stomach:—Sep.
Supper, after:—Sep.
Taking warm soup, from:—Alum.

Lying down, after, in bed:—Kali-N., Mag-C.
Anxiety:—Mag-C.

Amelioration: evening until mid-night:—Canth.
In the evening she can work best and is cheerful:—Nat-M.

Symptoms cease:—Ang., Kali-N., Pic-Ac.

Jerks through the whole body on falling asleep:—Ign.

Jerking and twitching cease on falling asleep:—Agar., Hell.

Chorea<:—ZINC.

Fainting:—HEP., Nux-V., **Sep.**
    8 P.M. to 9 P.M.:—NUX-V.

Neuralgia:—ANAC.
    9 P.M. to 10 P.M.:—ANAC.

Paint, biting:—Gamb., Ran-S.
    In bones:—MEZER.
    Gnawing:—Ran-S.
    Sticking:—Ind.
    Tearing:—Ind.

Restlessness:—Alum., Am-C., Calc-C., Carb-V., CAUST., MERC., Rumx.
    4 P.M. to 8 P.M.:—Carb-V., LYC.
    8 P.M.:—Calc-C., MERC.

Spasms, cramps:—Alum., Calc-C., CAUST., Gels., Kali-N., Laur., Merc., OP., Stram., Sulph.
    8 P.M.:—Ars.

Starting up, as if in a fright, on falling asleep:—ARS., **Bell.,** Sulph.

Trembling:—SIL.

Walking, after:—SIL.

Weakness:—Am-C., **Caust.,** CROC., IGN., KALI-B., NAT-M., PETR., PULS., **Sep.,** Sil., Sulph.

Weariness, relaxation:—Am-C., CAUST., Petr.

Mind.

Anger:—Am-C., BRY., Cina., Croc., Kali-M., Nicc., Op., Petr.

Anxiety:—Alum., AMBR., **Ars.,** Bov., CALC-C., Carb-V., CAUST., Cina., Dig., HEP., Laur., LYC., Merc., Nit-Ac., Nux-V., **Phos.,** RHUS-T., **Sep.,** Stan., SULPH.

    And shuddering, as soon as evening draws near:—**Acon.,** ARS., Calc-C., Merc., Rhus-T.

    Bed., in:—Ambr., **Ars.,** Bar-C., BRY., Calc-C., Carb-V., CAUST., Cench., Cocc., Graph., LYC., MAG-C., SULPH.

    Disappearing in bed:—Mag-C., Sulph.

    Relieved:—Am-C.

Cheerfulness:—Chin., LACH., Sulph. Zinc.

Complaining:—Verat.

Confusion:—Carb-V., Euphr., NUX-M.

Death, fear of:—**Acon.,** Ars., Calc-C., PHOS.

Delirium:—Ars., BELL., Calc-C.

    On falling asleep:—**Bell.,** BRY., Calc-C.

Despondent:—PULS., Rhus-T.

Discontented:—Puls., RHUS-T.

Fear:—Acon., Calc-C., CAUST., **Phos.,** PULS.

Forgetness:—Form.

Ghosts, fear of:—PULS.

Irresolute:—Puls.

Irritability:—Kali-M., SULPH., Zinc.

Lamenting:—**Verat.**

Liveliness:—Fer., LACH., Valer.

Lively memory:—Coff.

    Midnight, until:—Coff.

Loquacity:—**Lach.**
Melancholy:—**Ant-C.,** Ant-T., ARS., **Aur.,** Calc-C., GRAPH., **Nit-Ac.,** Plat., PULS., **Sep.,** SULPH.
Mistrust:—LACH.
Obstinacy:—Puls., Zinc.
Sadness:—ANT-C., Ant-T., ARS., AUR., Calc-C., GRAPH., Nit-Ac., PLAT., **Puls., Sep.,** Sulph.
Satiety of life:—**Aur.**
Sensitiveness:—Puls., Zinc.
Talkativeness:—**Lach.**
Tearful disposition:—Calc-C., PLAT., Ran-B., Rhus-T., Stram.
>:—Am-C., Cast.
Thoughts, abundant, and phantasies, before going to sleep:—CHIN., Nux-V., Puls., Sil., Staph.
Timidity:—Lach.

Sensorium.

Vertigo:—Am-C., Apis., ARS., **Calc-C.,** Carb-An., CYCL., Graph., Hep., Kali-M., LACH, Nit-Ac., NUX-V., **Phos.,** Phos-Ac., **Puls.,** Sil.

Head.

Chilliness of the:—Sulph.
Contractive sensation of the:—Rhus-T.
Headache ceasing:—Chin-S., Mag-C., Nux-V., Pic-Ac., Sulph.
Amelioration of:—BRY., Chin., Clem., Coca., Ham., KALI-B., Mang., Naja., Nat-Ars.,

NAT-C., **Nat-M.,** Op., Phys., PIC-AC., SANG., Sep., **Spig.,** Tereb.

    Bed in:—Mag-C., Sulph.

Heat on the head:—ACON., RHUS-T., SEP., Sil.

    Forehead, when writing:—Ran-B.

Heaviness in the head:—Sep., Stan.

Itching on the head:—Sil., Staph., SULPH.

    Forehead:—Sulph.

    Occiput:—Staph.

Occiput, burning on the, when undressing:—Sil.

Pain in the head:—All-C., Alum., AMBR., Am-C., Anac., Ang., Ant-T., APIS., **Bell.,** Bry., Caps., **Carb-V.,** Cham., Coloc., Croc., Crot-T., DULC., **Eugen.,** Euphr., Fer., KALI-B., KALI-CHL., Kalm., Lach., Lob., **Lyc.,** MAG-M., Meph., **Mezer.,** Mosch., Petr., PHOS., **Puls.,** Ran-B., RHUS-T., Ruta., SEP., **Sil.,** Spig., Stront., SULPH., Ther., Thuj., **Valer.,** ZINC.

    Bed, in:—PULS.

    5 P.M. to 10 P.M.:—Puls.

    6 P.M. to 8 P.M.:—Lil-T.

        Forehead, with great heat and pulsation through the entire body:—Lil-T.

    7 P.M.:—Sulph.

    9 P.M.:—Bry.

        <Walking and warmth:—Bry.

    Left-sided; morning, right-sided:—BOV.

    Periodic, with nausea and vertigo:—KALI-B.

        Likewise in the morning:—Kali-B.

    Tearing:—Cocc.

    Throbbing:—Cocc.

Uterine origin, of, with chilliness:—Plat.
Pulsation in the head:—Cocc., IRIS., **Nat-M.**
Sensitivenss of the scalp, especially on the vertex:—Zinc.
Sweat on the head:—**Calc-C.,** SEP., **Sil.**

Eyes.

Aggravation of all eye symptoms:—Croc., SEP.
Biting in the:—Sulph.
Bright appearance before:—**Calc-C.,** CAUST.
    6 P.M. to 8 P.M.:—CAUST.
Burning in the:—Alum., NAT-M., Nat-S., **Puls.,** Ruta., Zinc.
    Twilight, at, disappearing in the light:—Am-M.
Burning at the edges of eyelids:—Thuj., Zinc.
Dim vision:—Euphr., PULS., Ruta., SEP., Tab.
Dryness of the eyes:—ALUM., **Caust.,** Lyc., Staph., Zinc.
Flickering before the eyes:—Cycl.
Itching of the eyes:—Acon., Gamb., MERC-C., MEZER., **Puls.,** Sil., **Sulph.**
Pains in the eyes:—Calc-C., Lyc., PULS., **Sulph.**
    Lying down, after:—Carb-V.
    Shooting:—Merc.
    Twilight, at, > by the light:—Am-M.
Pressure in the eyes:—Calc-C., NAT-M., Nat-S., Staph., **Sulph.**
Redness of the eyes:—Hyos.
Sand, feeling of, in the eyes:—Ars., ZINC.
Sore, excoriated feeling in the eyes:—Gels.
Sticking in the eyes:—Crot-H., LYC., Puls.

Swelling of the eyes:—HEP., Sep.
Veil, as if looking through a:—Euphr., SULPH.

Ears.

Noises in the ears:—GRAPH., Merc., Merc-S., Spig.
    Bed, in, in the evening:—Graph., Merc., SULPH.
    Ringing:—Merc-S.
Pain in the ears:—ARS., Kali-B.
    Pressing:—VERB.
    Sticking:—Alum., ARS.
Redness of the ears:—Alum., Carb-V.

Nose.

Coryza, dry:—**Nux-V.,** Sulph.
    Fluent during the day:—**Nux-V.**
    Fluent:—ALL-C., Apis., Carb-An., Carb-V., Kali-B., Rumx., Zinc.
    Returning in the evening:—Carb-V.
    Sudden attacks, after lying down:—Zinc.
Discharge, yellow:—**Puls.**
Nose-bleed:—Ant-C., Colch., Dros., FER., Graph., **Lach.,** Lyc., **Phos.,** Puls., Sep., SULPH., Sulph-Ac.
Sneezing:—Iod., Puls., SULPH.
Stoppage of nose:—CARB-V., Cina., Iod., Kali-M., **Lyc.,** Mag-M., Mar., **Nux-V., Puls.,** Ran-B., THUJ.

Face.

Heat in the face:—ACON., Ang., Arn., Calc-P., Hep., SULPH., Thuj.
    At 7 P.M.:—Hep.
    Attacks of, with nosebleed:—Sulph-Ac.
    Without redness, with thirst, <when sitting in the open air:—Sep.
Itching in the face:—Sulph.
Pain:—Chin-S., GUAI., MEZER., Puls.
    Until 6 A.M.:—Guai.
    Spasmodic, cramp-like, in the right zygoma:—MEZER.
Pale:—Phos.
Red:—Croc., IGN.

Mouth.

Dryness of the:—Senec.
    Palate:—Cycl.
    Tongue:—**Nux-M.**
Taste:
    Bitter:—Am-C., **Puls.**
    Pus, of, in the mouth:—Hyos.

Teeth.

Toothache:—Alum., Ant-C., BELL., Hyos., Kali-I., Kalm., LYC., Mag-S., **Merc.**, MEZER., Nux-V., PHOS., **Puls.**, Rat., Rhus-T., **Staph.**, SULPH., Sulph-Ac.
Bed, in:—AM-C., Ant-C., BRY., Calc-C., Cham., Ign., Kali-M., MAG-C., **Merc.**, PULS., Sulph., Sulph-Ac., Tarent.

Sudden, immediately after lying down:—Tarent.

Throat.

Dryness of the:—ALUM., Bar-C., Zinc.
Pressure in the:—Hep.
Roughness in the:—Alum., Seneg.
Sore, excoriating sensation in the:—Carb-V., Sulph-Ac.
Spasmodic symptoms of the œsophagus:—Ars.
Sticking in the:—Carb-An.

Stomach.

Appetite best in the evening:—Benz-Ac., Kali-N.
   Not in the morning:—Benz-Ac.
   Wanting:—Stan.
Empty sensation in the stomach after eating:—SEP.
   At 7 P.M.:—Calc-P.
Eructations:—Alum., Ambr., CAUST., **Puls.**
   Acid:—Alum.
     Bed, in:—Alum.
   Acrid:—Ambr., Caust.
   Sour:—Alum.
     Bed, in:—Alum.
Heart-burn:—Crot-H., Nat-M., Ox-Ac., Petr.
   Beginning at 4 P.M.:—Crot-H.
Hiccough (Singultus):—Kali-I., Lob., NICC.
Hunger:—Guai., Kali-N.
   Banished by sleep:—Ign.
     Insatiable:—Agar., ARG-M., Guai.
     Ravenous:—MEZER.

Nausea:—Calc-C., Hep., **Nat-M.,** NUX-V., Pall., PULS., **Sep.,** Sulph.
    Bed, in, after drinking water:—NAT-M.
    Drinking, after:—Nux-V.
    Stool, during:—Sulph.
    Walking, when, in the open air:—SEP.

Pain in the stomach:—Carb-V., LYC., SEP., Sulph-Ac., Thuj.
    Bed, in:—LYC.
    Supper, after, especially:—SEP.

Thirst:—All-C., Croc., CYCL., Gamb., IOD., Mag-C., MAG-M., **Nat-M.,** Nat-S., Nicc., Puls., **Sulph.,** Thuj., Zinc.
    Chill, after:—**Nat-M.,** SULPH.
    Heat, during:—Croc., Puls.

Vomiting:—Carb-V., COC-C., PULS., **Sep.,** Sulph.
    Cough, during:—Sep.
    Coughing, from:—COC-C.
    Evening, every, at 6 P.M.:—SULPH.
    Food, of:—PULS., Sulph.
        6 P.M.:—Sulph.
    Supper, after:—CUP.
        Cough, choking, after:—CUP.

Abdomen.

Bellyache:—**Bell.,** Chin., **Dios.,** Dulc., Iris., LYC., Mag-M., PETR., **Puls.,** Rhus-T., SEP., Sulph., Valer.
    Bed, in:—Puls., Valer.
    Sitting, still, when:—PULS.
    Walking, when:—DIOS.

Colic., in children:—Kali-B.
    5 P.M. to 10 P.M.:—Kali-B.
    Flatulent symptoms, with:—Nit-Ac., PULS., Tarent.
    With shaking chill every evening:—Led.
Distension of the:—ANT-C., Bry., Hep., **Sep.,** SULPH.
Drawing in the hypochondriæ:—Carb-V.
Flatulence:—Am-C., LYC., Nit-Ac., NUX-V., PULS., Sep.
Full feeling in the:—MENY.
    Smoking, after:—MENY.

Itching in the, when undressing:—Nux-V.
Pinching, spasmodic pain:—Calc-C., Iris.
    In the navicular region:—SULPH.
Rumbling, in the:—NAT-S., PULS.
Sticking pain:—Caust., Sulph.

Rectum and Anus.

Burning in the rectum:—Carb-An., Iod., LACH., MUR-AC., **Sulph.**
    Stool, soft, after:—SULPH.
        During:—LACH.

Crawling at the rectum:—**Mar.,** Plat., **Sulph.**
Flatus, discharge of:—Ambr., SULPH.
    Fetid:—ALOE., Colch.
Itching in the anus:—CALC-P., Iod., Plat., **Sulph.**
    Bed, in:—Lyc.
    Evening, every:—Iod.
        Burning:—Iod.
    Intolerable 7 P.M.:—Fer.

Rectal pains:—IGN., LACH.
    Lying, when:—IGN.
Sore, excoriating sensation in the rectum:—Carb-An., NUX-V., SULPH.
    Stool, after:—NUX-V.
Sticking in the rectum:—Nat-M., SULPH.
    Bed, in:—Nat-M.

Stool.

Diarrhœa:—ALOE., Bov., Calc-C., Lept., MERC., Phos., Sang.

Urinary Organs.

Bladder, pressure in the:—Sep.
    Tenesmus of the:—Lith-C.
        When walking in the open air:—Lith-C.
    Weakness of the:—ALUM.
Stream interrupted:—CAUST.
Urethra, sticking in the:—Calad.
Urging to urinate:—BELL., LYC., PULS., Sabad., Sulph., THUJ.
    Lying, when:—LYC.

Urine.

Increased:—Lyc.
    Red:—LYC., SEL.

Male Sexual Organs.

Drawing up of the scrotum:—Euphr.
Itching of the penis:—Ign.
    Bed, in:—Ign.

Pains in the testicles:—Arg-M., PULS., Rhod.
   Bed, in:—Arg-M.
   Sitting, when:—Puls., Rhod.

Female Sexual Organs.

Burning in the vulva:—Calad.
   Intolerable, with itching:—Calad.

Larynx.

Hoarseness:—Carb-An., **Carb-V.,** Graph., **Phos.,** Rumx., Sulph., TUB.
Loss of voice:—CARB-V., Phos., Puls.
Mucus, accumulation of, in the larynx and trachea: —CROT-T.
Roughness in the:—PHOS.
Scratching in the:—CARB-V., Coc-C.
Tickling in the:—Caps., Carb-V.
   Bed, in:—Caps.

Respiratory Organs.

Asthma:—**Phos.,** Puls., SULPH., Zinc.
   Lying down, after:—**ANT-T.,** Cist.
   Evening until 10 A.M., >lying, <after rising: Calc-P.
Respiration, asthmatic:—**Ars.,** Nat-M.
   Bed, in the:—Nat-M.
   Lying down, when:—**Ars.**
Anxious:—PHOS.
Difficult:—All-C., **Ars., Carb-V.,** Chin., **Fer.,** Fluo-Ac., Hell., KALI-M., **Lach., Nux-V., Phos.,** Psor., PULS., Ran-B., Rhus-T., STAN., **Sulph.,** Zinc.

Bed, in:—**Ars., Carb-V.,** Cist., FER., GRAPH., Nat-S., Phos., Sep., **Sulph.**

Oppressive:—All-C., **Apis.,** Coloc., CON., Elaps., **Phos.,** PULS., **Sep.,** Stan., Zinc.

Bed, in:—Apis., Con., SEP.

Short:—Ran-B., Rhus-T., Sep., **Sulph.**

Bed, in:—Sep.

Especially at 6 P.M.:—Rhus-T.

Suffocative attacks:—**Ars.,** Fer., GRAPH.

Bed, in:—**Ars.,** Fer., GRAPH.

On falling to sleep:—AM-C.

Waking him from sleep:—**Samb.**

Cough:—ALUM., AMBR., Am-M., Arn., ARS., BELL., **Brom.,** Calad., CALC-C., **Caps.,** Carb-An., **Carb-V.,** CAUST., **Dros.,** Eup-Per., Fluo-Ac., Grat., **Hep.,** IGN., Iod., **Ipec.,** Kali-M., LYC., Mag-M., **Merc.,** Nat-C., NAT-M., Nit-Ac., Petr., **Phos., Puls.,** RHUS-T., SANG., **Seneg.,** Sep., Sin-N., Stan., Verat., VERB.

Bed, in:—**Alum.,** Am-C., ARAL., **Ars.,** Calc-C., Caps., DROS., Hep., IGN., Kreos., Lach., **Lyc., Merc.,** NAT-M., Nit-Ac., Nux-M., NUX-V., **Puls.,** SEP., **Sil.,** Stan., SULPH., VERB.

Bed, on going to:—Nit-Ac.

Lying down, when:—BELL., Kali-M., **Puls.,** Sep., Sulph.

Barking:—Nit-Ac., SPONG.

Choking:—Carb-An., Hyper., IPEC.

6 P.M. to 10 P.M.:—**Ipec.**

Continuous:—Puls.
    Lying down, after:—Puls.
Paroxysms, in:—Hep., NUX-V.
Spasmodic:—Am-M., Carb-V., CON.
    Daily toward 6 P.M.:—Am-M.
Suffocative:—Carb-An., Hyper., **Ipec.**
    <6 P.M. to 10 P.M.:—Ipec.
Tickling:—MERC., **Rhus-T.**
6 P.M.:—RHUS-T., **Stict.**
    Returning daily, continuing the entire night:—Stict.
7 P.M.:—IPEC.
8 P.M. to 11 P.M.:—NAT-M.
9 P.M.:—Apis., Cham., SIL.
    Until 4 A.M.:—Apis.
Midnight, until:—SEP., Mazer., PULS., Rhus-T.
Expectoration:—Arn., Bell., Bov., CAUST., Cina., Graph., Ign., KALI-M., LYC., Nux-M., Ruta.
After becoming warm in bed:—Ruta.

Heart.

Pain in the:—Puls.
Palpitation:—Phos.

Chest.

Constriction of the:—**Ars.,** Puls., **STAN.,** Zinc.
Pain in the:—KALI-B., Kali-I., **Ran-B.,** Ran-S.
    Bed, in the:—Sep., Verb.

Neck.

Pains in the region of the neck:—NUX-V.

Back.

Coldness of the back:—Cocc., Dulc., Lyc., Mur-Ac., PULS., Rhus-T., **Stan.,** SULPH.

Itching in the back when undressing:—Nat-S.

Pains in between the shoulders:—LYC.

Pains in the back:—ARN., Bar-C., CALC-P., Coloc., Kali-S., Kalm., Lach., LYC., Naja., Nat-S., NUX-V., Puls., RHUS-T., SEP., SULPH., SYPH.

    Sunset to Sunrise, from:—Syph.

Pains in the loins:—Bar-C., Coloc., Kalm., Nat-S., **Sulph.**

    Bed, in:—Kalm.

Pains in the sacral region:—Puls.

Spasmodic pains in the right kidney and liver region, <from 4 P.M. to 9 P.M.:—CHEL.

Rheumatic symptoms:—Acon., BRY., **Caust.,** Fago., Hell., Iris., KALI-I., Kalm., MERC., Nit-Ac., **Phos.,** Puls., SULPH.

    Shoulders, in the:—Mezer.

Upper Extremities.

Burning in the hands:—PULS., **Sulph.**

    Palms:—**Lach., Sulph.**

Coldness in the hands:—Acon., CARB-V., Lyc.

    7 P.M.:—Lyc.

Heat in the hands:—Led., Stan., **Sulph.**

Pain in the upper extremities:—**Bell.,** Phos., Puls., **Rhus-T.**

    Wrist:—LED.

    Sitting, especially when:—LED.

Drawing, 6 P.M.:—RHUS-T.
    Elbows, in the:—Nat-C.
    Lying, when:—Nat-C.
    Wrist, in the:—RHOD.
Rheumatic:—Kalm.
Restlessness in the upper extremities.—Caust., Kali-M., Mag-C.
    Bed, in:—Kali-M.
Swelling of the upper extremities:—Cur., Nat-C.
    Hands:—Nat-C., Stan.
Trembling of the upper extremities:—All-C., Cocc., HYOS., Puls.
    Arms, of:—HYOS.
    Hands, of:—All-C.
Weakness of the upper extremities:—Agar., Calc-C., Nuph., RHUS-T.
    Fore-arm:—Dig.

Lower Extremities.

Burning in the feet:—Sulph.
    Bed, in, specially:—Sulph.
    Soles:—**Lach.,** MED., **Sulph.**
Coldness of the thighs:—Calc-C.
    Lower legs:—SEP.
        Bed, in:—SEP.
    Feet:—ACON., Am-C., **Calc-C., Carb-V.,** SEP.,
        Evening, in the, in bed:—Am-C., AM-M., Graph., Kali-M., Sep., **Sil.**
Cramps in the calves, in bed:—Puls.
Drawing in the hips:—Ant-C.
    Legs:—Nat-M., PULS., Sulph.
Heat in the feet:—Led., Sil.

Heaviness of the legs:—Apis., Coloc.
Itching of the knees:—Mang.
Numbness of the lower legs:—Calc-C.
Pains in the lower extremities:—BELL., Phos., Puls., RHUS-T.
    Ankle-joint:—Arn.
    Drawing, 6 P.M.:—Rhus-T.
    Hips:—Ant-C.
    Legs:—Nat-M., PULS., Sulph.
    Rheumatic:—Kalm.
Restlessness in the lower extremities:—CAUST., Kali-M., Mag-C.
    Bed, in:—Kali-M.
    Lower legs:—MERC., Plat., **Rhus-T.,** Sep.
Rheumatic symptoms in the hips:—Fer., Kali-B., Tarent.
Sweat on the feet:—**Calc-C.,** Mur-Ac.
    Bed, in:—Mur-Ac.
Swelling of the feet:—**Apis., Bry.,** Phos., RHUS-T., Stan.
Tension in the feet:—Bry.
    Lower legs:—PULS.
    Thighs:—PULS.
    Feet:—Bry.
Trembling of the lower legs:—Puls.
    Lying down, after:—Puls.
Weakness of the lower extremities:—**Agar.,** Calc-C., Nuph., **Rhus-T.**

Skin.

Chilblains>:—Agar.
    And at night:—Agar.

TIMES OF THE REMEDIES AND MOON PHASES. 121

Formication:—SULPH.
Itching of the skin:—Berb., Bry., CARB-AN., CON., Gamb., KREOS., Mag-M., **Merc.,** NUX-V., PULS.
    Bed, in:—Cycl., **Merc.,** PULS.
Urticaria:—KREOS., NUX-V.

Sleep.

Deep:—Aran.
Eating, after:—Calc-C., Croc.
Falling to, when sitting:—**Nux-V.**
Inclination to, early in the evening:—Mang.
Liveliness:—Lach., Nat-M.
    Bed, in:—Ant-C.
    Continued during mental exertion:—Lach.
    Morning, tired in the:—Nat-M.
Sleepiness:—Agar., Alum., Ang., Ant-C., **Ant-T., Apis.,** ARN., Ars., Bov., CALC-C., Calc-P., Cic., CON., Croc., Fluo-Ac., Hep., IGN., KALI-M., Lach., Laur., **Nux-V.,** Phos., PHOS-AC., PULS., Sep., Sil., SULPH.
    Sitting, when:—Hep., **Nux-V.**
    7 P.M.:—Ant-C.
Sleeplessness:—ARN., **Coff., Lach.,** MAG-C., Mag-M., PHOS., **Puls., Sulph.,** VALER.
    Weariness, with:—CARB-V., SULPH.
        Air, in the open:—CARB-V.

Fever.

Chill:—ALUM., **Am-C.,** Am-M., **Apis., Arn., Bell.,** Bor., Bov., BRY., Calad., Calc-C., Canth., CAPS., Carb-An., CARB-V., CEDR., Chel.,

Chin., Cina., CYCL., Gamb., **Gels.,** Graph., HEP., IGN., Kali-M., **Lach.,** Laur., LYC., Mag-M., MERC., Nit-Ac., Petr., PHOS., Phos-Ac., Plb., PULS., Ran-B., **Rhus-T.,** SEP., Staph., SULPH., Tarent.

7 P.M.:—Bov., PETR., **Rhus-T.**
   Chill only with thirst:—Bov.

8 P.M.:—Bov., Hep.

9 P.M.:—Bov., BRY., Gels., Phos-Ac.

Bed, in:—ACON., ALUM., Ambr., Ars., Bell., BRY., Chel., CHIN., Dros., Lyc., MERC., Nit-Ac., PHOS., Sulph.

Every other evening:—Lyc.

Falling to sleep, before:—Carb-V., LYC., Phos.

Lying down, after:—Cham., NUX-V., Podo., **Puls.**

Pains, during the:—**Puls.**

Shivering with colic, every evening:—LED., Puls.

Heat:—**Acon.,** Æsc., Alum., ARN., **Ars., Bell.,** Berb., BRY., Calad., CALC-C., CARB-V., **Cham.,** Chel., CHIN., CINA., HEP., Hyos., **Lach.,** LAUR., **Lyc.,** MERC., Mezer., Petr., **Phos.,** PHOS-AC., Psor., **Puls.,** Ran-B., RHUS-T., Sars., SEP., SIL., Staph., **Sulph.,** Thuj.

Bed, in:—ACON., Hep., Sars., Thuj.

Chilliness, with:—ACON., Cham., Elaps., SIL.

Daily:—FLOUR--AC.
   Heat only, with thirst and accelerated pulse:—FLOUR-AC.
   Every evening:—Puls., RHUS-T

Hectic fever, with weakness and diarrhœa:—
PHOS., PYROG.
Hot face and icy cold feet, with:—RHOD., Sep.
Lying down, after:—Acon., BRY., Chel.
6 P.M.:—Puls., RHUS-T.
6 P.M. to 8 P.M.:—Calc-C., **Lyc.**
7 P.M.:—LYC., Puls.
　After:—Petr.
7 P.M. to 12 midnight:—Æsc.
　Chill, with, at 4 P.M.:—Æsc.
8 P.M.:—PHOS.
8 P.M. to 9 P.M.:—Sulph.
9 P.M.:—BRY.
The highest temperatures with delirium until midnight:—BRY.
Chill, without:—Bapt., **Bell., Bry.,** Cham., Cina., Petr., PULS., Rhus-T.
6 P.M.:—Nux-V., Puls.
Through the entire night:—Nux-V., Rhus-T.
6 P.M. to 7 P.M.:—Calc-C., Nux-V.
6 P.M. to 8 P.M.:—Caust.
7 P.M.:—Calc-C., Nux-V.
Burning heat:—ACON., ARS., BELL., Bry., Carb-V., CHAM., Hyos., **Lyc.,** Merc-C., **Phos.,** PULS., Rhus-T.
Dry heat:—Plb., PULS., Sulph.
Ebullitions of heat:—LYC., Nat-S., Psor., **Sep., Sulph.,** Sulph-Ac.
Nose-bleed and toothache, with:—Sulph-Ac.
Sweat:—Mur-Ac., PHOS., RHUS-T., SULPH.
　And through the entire night:—HEP., Kali-M., MENY., PULS.

Bed, in:—**Merc.,** Sulph.
Lying down immediately after, in bed:—Mang., Meny.
Sour:—**Rhus-T.**
7 P.M. to 10 P.M.:—Samb.

Night (9 P.M. to 4 A.M.).

Acet.-Ac., **Acon.,** Aloe., **Am-C.,** AM-M., AMMO., Ang., ANT-C., **Ant-T.,** Apoc., ARAL., Arg-N., **Ars.,** ARS-I., ASAF., **Aur.,** BAR-C., **Bell.,** BOV., **Bry.,** Calad., **Calc-C.,** Calc-I., CALC-P., CAMPH., Cann-I., CANN-S., **Canth.,** CAPS,. CARB-AN., **Carb-V.,** Carb-Ac., CAUST., Cedr., **Cham.,** CHEL., **Chin.,** Cic., CINA., Cinnab., Clem., Cocc., Coc-C., COD., COFF., COLCH., Coloc., Croc., Crot-H., Cup., Cycl., Dig., Dios., Doli., DROS., **Dulc.,** Elaps., Equis., Eucal., EUPHR., **Fer.,** FLUO-AC., GAMB., **Graph.,** Guai., HELL., **Hep.,** HYOS., IGN., **Iod., Ipec.,** Kali-Br., **Kali-I.,** Kreos., **Lach., Led.,** LIL-T., LYC., **Mag-C.,** MAG-M., MANG., **Merc., Merc-C.,** MERC-I-F., **Mezer.,** Mosch., Nat-C., NAT-M., **Nat-S., Nit-Ac.,** Nux-M., NUX-V., OLND., **Op.,** OX-AC., Par., PETR., **Phos.,** Phos-Ac., **Phyt.,** PIC-AC., PLB., **Puls.,** Ran-B., Ran-S., RHEUM., RHOD., **Rhus-T.,** Rumx., **Sabad.,** Sabin., Sal-Ac., **Samb.,** Sang., SARS., SEC., SEL., SENEC., SEP., SIL., Sin-N., SPIG., **Spong.,** STAN., STAPH., Stict., STRONT., **Sulph.,** SULPH-AC., Tarent., TELL., **Thuj.,** VERAT., Viol-T., Zinc.

TIMES OF THE REMEDIES AND MOON PHASES. 125

Midnight, before:—AM-M., Anac., Ang., **Ant-T.,** APIS., **Arg-N.,** ARN., **Ars., Bell.,** BROM., **Bry.,** Calad., CAN-S., **Carb-V.,** CAUST., **Cham.,** COFF., COLCH., CUP., GRAPH., Hep., **Lach., Led.,** LYC., MANG., **Merc.,** MEZER., MUR-AC., **Nit-Ac.,** Osm., Petr., PHOS., PHYT., PULS., RAN-B., RAN-S., **Rhus-T.,** RUMX., RUTA., SABAD., SEP., **Spig., Spong.,** STAN., STAPH., STRONT., VALER.

Midnight, after:—Acon., AM-M., **Ant-T., Ars.,** AUR., BRY., CALC-C., CAN-S., Canth, Caps., Carb-An., CAUST., CHEL., **Coc-C.,** Coff., Croc., CUP., DROS., DULC., **Fer.,** GELS., Graph., **Hep.,** IGN., Iod., KALI-M., KALI-N., MAG-C., MANG., **Merc.,** MEZER., Mur-Ac., NAT-S., NUX-V., Par., **Phos.,** PHOS-AC., PHYT., Plat., PODO., PULS., RAN-S., Rhod., RHUS-T., RUMX., **Samb., Scilla.,** Sep., SIL., Staph., **Sulph.,** Sul-Ac., Tarax., THUJ., Viola-O.

Pains at night only, free from pains by day:—MAG-P.

Pains, 11 P.M.:—Cact.

12 Midnight:—Cham., Chin., FER., Sulph.

1 A.M.:—Ars.
   Until noon:—Ars.

2 A.M.:—Bell., Hep., KALI-B., KALI-C.
   Hæmorrhages, with:—Bell.

2 A.M. to 3 A.M.:—KALI-B., KALI-C., Kali-N.

2 A.M. to 5 A.M.:—Kali-P.

3 A.M.:—AM-M., Calc-C., CAUL., KALI-B., **Kali-C.,** NUX-V., Staph., Thuj., Verat.
> Rheumatic symptoms:—CAUL.

3 A.M. or 4 A.M., until morning:—NUX-V.
3 A.M. to 4 A.M.:—Æth., KALI-C., Podo.
4 A.M.:—Apis., Ptel., VERAT.
> Gastric symptoms:—Ptel.

5 A.M.:—KALI-I., **Podo.**
From midnight until toward morning:—IGN.
In latter part of the night:—Rhus-T.
As long as it is dark:—BRY., SYPH.
Amelioration or disappearance of symptoms:—ALUM., Arg-N., Calc-C., Glon., **Petr.**
> Diarrhœa.—**Petr.**

Blood, ebullitions of:—Am-C., ARG-N., **Calc-C.,** Carb-An., Hep., **Iod.,** Merc., Mur-Ac., Nat-M., PHOS., **Sep.,** SIL., **SULPH.**
Chorea <:—CAUST.
Fainting:—SIL.
> Awaking, on:—DIOS.
> 3 A.M.:—DIOS.

Pains, biting:—Gamb.
> Bones in:—Lyc., Mang., **Merc.**
> Tearing:—Lyc., MERC., Sulph.

Pulsations:—BRY., SIL.
Restlessness:—Arg-M., **Ars.,** ARS-I., **Bapt., Bell.,** Caul., CAUST., **Cham.,** Chel., Cycl., IGN., Iris., LACH., LYC., Mag-M., Mar., Med., Merc-C., MERC-S., **Phos.,** PULS., Ran-B., Ran-S., Rhod., **Rhus-T.,** Sep., SULPH., VALER.
> Until 2 A.M.:—PULS.

3 A.M.:—ARS., Kreos.

Driving him from bed:—Ars., BELL., Calc-C., **Cham.,** Graph., RHUS-T., Sep., **Verat.**

The child is well during the day, but at night he is restless, peevish and screaming:—Jalap.

Spasms, cramps:—Arg-N., ARS., Aur., **Bufo.,** CALC-ARS., CALC-C., **Caust., Cic., Cina., Cup.,** Dig., **Hyos.,** Kali-Br., Kalm., Lyc., MERC., Nit-Ac., Nux-V., **Op.,** PLB., **Sec.,** SIL., **Stram.,** SULPH., ZINC.

During sleep at night:—CUP., Kali-M., SIL.

Trembling:—Am-C., BELL., **Sil.**

Sleep, after:—Sil.

3 A.M.:—RHUS-T.

Visions when closing the eyes:—BELL., BRY., **Calc-C., Lach.,** Nat-M., Puls., Sil., STRAM.

Weakness:—Rhus-T., SIL.

Midnight, after:—Rhus-T.

Mind.

Anxiety:—Acon., Alum., **Ars.,** BELL., Calc-C., Carb-An., Carb-V., CAUST., CHAM., Chin., Dros., Graph., Hæmat., HEP., **Hyos.,** IGN., **Lach.,** MERC., **Nat-M.,** NIT-Ac., **Phos., Puls.,** RHUS-T., SULPH., **Verat.**

Midnight, before:—BRY., Carb-V., Cocc., GRAPH., HEP., Lyc., MAG-C., Sulph.

11 P.M.:—Bor.

Midnight, after:—Ars., Rhus-T.

3 A.M.:—ARS.

Cheerfulness:—Chin., Med.

Until 2 A.M.:—Chin.

Confusion:—Sulph.
>   **Awakening, on:**—Æsc., Carb-V., Chel., GLON., **Lach.,** LYC., Phos-Ac., Plat., Puls., **Stram.,** SULPH., Zinc.

Delirium:—ACON., Apis., **Ars., Bapt., Bell.,** BRY., Cact., **Canth.,** CROT-H., HYOS., Kali-P., **Lach.,** PLB., Rhus-T., **Stram.,** Verat-V.
>   **On falling to sleep:**—Bell., BRY., **Lach.**

Dream, as if in a:—Nat-C.

Fancies, sublime:—Cham., Nit-Ac.

Fear:—**Ars., Bell.,** Calc-C., Chin., Merc., PULS., RHUS-T., Sulph.
>   **Ghosts, of:**—ACON., Carb-V., Lyc., PULS., **Stram.,** Sulph.
>   **Insanity or madness, of:**—CALC-C., Cimic., MERC.
>   **Robbers, on awaking, of:**—Ign., **Nat-M.,** Sulph.
>   >   **Midnight, after:**—Sulph.
>   **Solitude, of:**—Camph.

Illusion of senses:—BELL., **Stram.**

Irritability:—ARS., Bell., Phos., RHUS-T.
>   **Awaking, on:**—Cycl., LYC., Psor.

Livenliness the entire night:—Coff., Sulph.

Moaning:—Caust., **Cham.,** Chin., IGN., LACH., Nit-Ac., Nux-V., Verat.
>   **Sleep, during:**—Caust., Cham., Chin., IGN., LACH., NUX-V., Puls.

Thoughts and phantasies, abundance of:—Calc-C., **Coff.,** LACH., Lyc., Nux-V., Staph., STRAM.

Timid, fearful:—ARS., Nat-M.
>   **3 A.M., on awaking:**—ARS.

TIMES OF THE REMEDIES AND MOON PHASES. 129

Weep, inclination to:—Bor., Chin., **Cina.** Lach., **Nat-M.,** Nux-V., Phyt., PSOR., STRAM.
Sleep, during:—Nux-V.

Sensorium.

Vertigo:—Am-C., CAUST., PHOS., Spong.

Head.

Congestions:—BELL., Calc-C., Mill., Nat-M., PSOR., STRAM.
Heat in the head:—Bell., SIL., **Sulph.**
  Bed, in:—Sulph.
  Vertex, on the, 11 P.M.:—Merc-I-R.
Itching on the head:—Calc-C., OLND., Rhus-T., SULPH.
Pains in the head:—Ant-T., Bell., Bor., CALC-C., Carb-An., Caust., CHIN., **Cocc.,** HEP., **Kali-I.,** Kreos., Laur., LED., Lil-T., LYC., Mag-C., **Merc.,** Merc-C., Mezer., **Nit-Ac.,** PHYT., **Rhus-T.,** SIL., SULPH., Sulph-Ac., SYPH., Thuj., Viol-T.
  11 P.M.:—Merc-I-R., Kali-Br.
  Midnight, before:—Chin-Ars., Lach.
    At or about:—FER., Sep.
      Occiput, in the:—**Sep.**
    After:—Phos-Ac., Thuj.
      Until morning:—Hep.
      10 A.M.:—Nat-M.
  2 A.M. to 3 A.M.:—Kali-M.
  3 A.M.:—Kali-N.

Awakens with violent headache and cough:
—Kali-N., Thuj.

3 A.M. to 6 A.M.:—Chin-S.

4 A.M.:—Sars.

Awakened by hammering occipital headache:—Sars.

5 A.M.:—Kali-I.

Amelioration of:—Bov., Bufo., Clem., GLON., Graph., Ham., Mag-C., Sol-T.Æ.

At certain hour:— Nat-C.

Drive him from bed:—Thuj.

Pulsation in the head:—ARG-N., CACT., Chel., Fer., **Glon., Lach.,** SULPH.

Sweat:—CALC-C., Calc-P., Sanic., **Sil.**

Eyes.

Agglutination of the eyes:—ALUM., Ant-C., Apis., **Bor.,** Bov., Calc-C., CARB-V., CROC., EUPH., **Euphr., Graph.,** HEP., Ign., LYC., Mag-M., Rhus-T., SEP., SIL., Spong., STAN., Sulph., Syph., Thuj., Verat.

Biting in the eyes:—SULPH.

Blindness, attacks of:—Bell., HYOS., PHOS., Verat.

Burning in the eyes:—**Ars.,** Con., Crot-T., RUTA., SULPH.

Angles:—BRY.

Ciliary neuralgia:—SPIG.

<2 A.M.:—SPIG.

Dim vision:—Cycl., Nat-M., PHOS., Puls., STRAM.

Flickering before the eyes:—CYCL.

Heat in the eyes:—Bell., Crot-T., SULPH.

Mucus secretion, in the external canthus:—Lyc.
Night blindness:—**Chin.,** Hyos., Lyc., Nit-Ac.
Opening difficult:—COCC., Rhus-T., **Sep.**
Pains in the eyes:—ARS., Cimic., MERC-I-F.
    <:—AUR., Bry., Crot-T., **Hep.,** KALI-I., LACH., **Merc.,** Plb., **Prun.,** SYPH.
    Attacks of, regularly toward midnight:—ARG-N.
    Needle, as of a, 1 A.M. to 3 A.M.:—Sulph.
    Shooting:—**Merc.**
    Sticking:—Arg-M., Coloc., Con., MERC., SPIG., Til.
    Tearing:—Acon., Merc., Nux-V., Plb.
Pulsation in the eyes:—Ars., **Asaf.,** Hep., **Merc.,** Merc-I-F.
Redness of the eyelids:—Merc., SULPH.
Sand in the eyes, sensation of:—ZINC.
Sparks before the eyes:—Am-C., Staph.
    On awaking:—Am-C., Calc-C.
    On falling to sleep:—PHOS.
Visions on closing the eyes:—BELL., **Bry., Calc-C.,** Lach., Nat-M., Puls., Sil., **Stram.**

Ears.

Hearing, difficult:—Cedr., PETR., PHOS-AC., **Puls.**
    With humming in the ears:—PHOS-AC., Puls.
Itching in the ears:—Merc-I-R.
    Behind the ears:—Aur.
Noises in the ears:—Dulc., Euph., **Graph.,** Kali-B., Petr., Phos., **Puls.,** Sil., Sulph.

On falling to sleep:—Dig.
Cracking:—BAR-C., Spong.

Pains in the ears:—Bry., DULC., **Hep.,** KALI-B., LACH., **Merc., Puls.,** Sil., Sulph.
    Bed, in:—**Merc.,** SIL.
    Driving him from bed, after midnight:—Mygal.
    Sticking:—Alum., Ars., KALI-B.

Pulsation in the ears:—Kali-B., **Puls.,** Rhus-T.
    After getting warm in bed:—Merc.
    When lying on the ear:—Bar-C.

Nose.

Coryza:—MERC., Nat-M., Nit-Ac., **Nux-V.**
    Dry:—Caust., Mag-S., **Nux-V.**
        During the day fluent:—Nux-V.
    Fluent:—Rumx.

Nose-bleeding:—BELL., **Carb-V., Merc.,** NIT-AC., Puls., Rhus-T., Sulph., Verat.
    Awaking him from sleep:—BRY.
    Coughing, when:—NAT-M.
    9 A.M.:—**Bry.**

Pain in the nose:—**Aur., Hep.,** Kali-B., Sil.

Sneezing:—Agar., AM-C., **Ars., Arum-T.,** Bov., Calc-C., Caust., ELAPS., Fer-I., LYC., Mag-C., NAT-ARS., Nat-C., NUX-V., RUMX.

Stoppage of the nose:—Agar., **Am-C.,** ARS., Bov., Bry., CALC-C., Caust., Fer-I., **Lyc.,** Mag-C., Nat-Ars., **Nux-V.,** Sticta.

Face.

Coldness of the face:—Lyc.
Facial pains:—Calc-P., **Caust.,** Con., **Mag-P.,** MAG-S., **Merc.,** Sep.
  Driving him from bed:—**Mag-C.,** MAG-P.
  Boring:—MAG-C., Plat., SIL.
  Burning:—ARS., Coc., Con., Mag-C.
  Intolerable during rest:—**Mag-C.**
Heat on the face:—Mezer.
  Burning:—**Acon.,** ARS., Bapt., BELL., Berb., Bry., CACT., CARB-V., Cham., Hep., Op., **Phos.,** PULS., Rhus-T., Stram.
    Alternating with chilliness:—BELL., Laur.
  9 P.M. to 12 Midnight:—Bry.
  Midnight, at:—**Ars.,** Rhus-T.
  Sleep, during:—SAMB.
Itching of the face:—Lach., MEZER.
Twitching:—Kalm.

Mouth.

Burning of the tongue:—Phos-Ac., Sulph.
Dryness of the mouth:—**Ant-C.,** CAUST., Cocc., LYC., Mag-C., MAG-M., **Nat-M.,** Nux-V., Rhus-T.
  Palate:—**Nux-M.**
  Tongue:—Calc-C., **Nux-M.**
Fœtor from the mouth:—ARS., **Merc., Nux-V., Podo.,** Puls.
Heat in the mouth:—ARUM-T., Ars., Bell., BOR., **Sulph.**

Salivation.—Arg-N., Ars., CHIN., Dulc., Hep., **Kali-I.,** LACH., **Merc., Nat-M.,** PULS., Rhus-T., Sulph.

Taste, bitter, in the mouth:—Ant-T., **Bry.,** Chin., **Lyc.,** Nux-V., Puls., Rhus-T., SEP., Sulph.

Putrid, in the mouth:—Bapt., CHAM., Puls., Pyrog., SULPH.

Teeth.

Toothache:—ANT-C., **Ars.,** Aur., **Bell.,** BRY., Carb-V., Cedr., **Cham.,** Chel., **Coff.,** Colch., Cycl., Dulc., Fer-P., Glon., Graph., **Hep.,** Kali-B., Kali-I., Lach., Lyc., **Mag-C., Mag-P., Merc.,** MERC-C., MEZER., NAT-C., Nat-M., Nat-S., NIT-AC., Nux-V., Olnd., **Phos.,** Phos-Ac., Psor., **Puls.,** Rhod., RHUS-T., **Sep.,** SIL., Spig., **Staph., Sulph.**

Midnight, after:—**Ars.,** Bell., MERC., Staph.

Very violent towards morning:—Ant-T.

9 P.M.:—Merc.

>:—Bell., Calc-C., Merc., Nux-V.

Throat.

Burning in the throat:—**Arum-T.,** ARS., **Bar-C.,** Merc-C., PHYT., Sulph.

Dryness of the throat:—Æsc., ARUM-T., **Bell.,** Bry., Fer-P., **Lach., Nat-M.,** PULS., Senec., **Sulph.**

Mucus, accumulation of, in the throat:—KALI-B., Lach., NAT-S., PULS., Sil.

TIMES OF THE REMEDIES AND MOON PHASES. 135

Rawness, feeling of, in the throat:—Anac., BAR-C., Nux-V.
Sore, excoriating feeling in the throat:—MERC., Nux-V.
Spasmodic, cramp-like symptoms of the œsophagus:—Bell., LACH., Nux-V.
Tickling in the throat:—Phos., SIL.

Stomach.

Anxiety in the stomach:—ARS.
Cramps in the stomach:—ARS., Camph., Coloc., Cup.
   2 A.M.:—ARS.
Eructations:—Alum., Ars., Bry., **Calc-C., Carb-V.,** CHAM., CHIN., Crot-H., Ferr., HEP., Iris., KALI-C., Kali-M., Lach., **Lyc.,** Merc., NAT-C., Nat-M., NAT-P., Nat-S., **Nux-V.,** Phos., **Puls.,** SEP., SULPH., SULPH-AC., Thuj., Zinc.
   Sour:—**Calc-C.,** CARB-V., CHIN., Ferr., Hep., **Lyc.,** Nat-C., **Nat-P., Nux-V.,** Puls., Sulph.
Heart-burn:—Ars., Bism., **Calc-C., Chin.,** Fer., Graph., Hep., Iris., **Kali-C.,** Lach., **Lyc.,** MAG-C., **Mag-P., Merc.,** NAT-C., Nat-M., **Nat-P., Puls.,** Rheum., **Rob.,** Sep., **Sulph.,** Sulph-Ac., Zinc.
Hiccough (singultus):—ARS., Bell., CARB-V., Cic., **Cup., Hyos.,** Ign., Mag-P., PHOS., Verat.
Hunger:—**Chin., Lyc., Phos.,** Psor., Sulph.
   Awakens with:—Lyc., **Phos.**

2 A.M., at:—Lyc.

Ravenous:—**Chin., Phos.,** Psor., Tub.

Nausea:—Alum., ARS., **Bry.,** Carb-An., Carb-V., Dulc., FER., Graph., Hep., **Ipec.,** KALI-B., Kali-C., Lyc., MERC., Nat-M., **Phos., Puls., Sep.,** Sulph., TAB., **Verat.**

Awakens him at 2 A.M. with discharge of much pale, strong-smelling urine:—Kali-B.

Drinking, after:—PHOS.

Menses, during:—PULS.

Nausea, vomiting and purging:—Iod., IRIS.

2 A.M.:—Iod.

Sudden attacks of:—ARS., CAMPH., **Chin.,** Cup., **Ipec., Iris.,** Phos., **Puls.,** VERAT.

Pain in the stomach:—Abrot., ARG-N., Bry., CAMPH., **Coloc.,** DIOS., Fer., GRAPH., Kali-M., Lach., LYC., Merc., Nat-C., NAT-M., **Nux-V., Puls.,** Sulph.

Midnight, after:—Puls., SULPH.

At:—SULPH.

Pressing:—Am-C., CALC-C., Nux-V., Sulph.

Regularly toward midnight, previously slimy and bilious, liquid vomiting:—ARG-N.

Sensation of, with oppression:—Æsc., CHIN, **Cup.**

Regurgitation of food:—ARS., **Fer.,** Kali-C., **Phos., Sep.,** VERAT.

Retching:—Arn., ARS., **Cup.,** IPEC., Merc., **Nux-V.,** PULS., **Sec., Tab.,** VERAT.

Menses, during:—PULS.

TIMES OF THE REMEDIES AND MOON PHASES. 137

Thirst:—**Acon.,** ANT-C., **Ars., Bry.,** CALC-C., Chin., Dulc., **Eup-Per.,** Fer-P., Graph., HEP., Iris., Lach., Lyc., Mag-C., MAG-M., **Merc., Nat-M.,** Nit-Ac., **Phos.,** Rhus-T., SIL., Spong., **Sulph.,** Thuj., **Verat.**

    Awaking, on:—Apoc., Coff., **Nat-M.,** Nat-S., STRAM.

    Cold water, for:—Ant-C., PHOS., Puls.

    3 A.M.:—Mag-M.

Throbbing, pulsation in the stomach:—Puls.

Vomiting:—Acon., ÆTH., ANT-C., **Ant-T.,** Arg-N., **Ars.,** BISM., **Bry.,** CALC-C., Carb-V., CHIN., **Cup., Fer.,** FER-P., Graph., Ign., **Ipec.,** IRIS., Lach., LYC., Merc., NAT-M., NAT-S., **Nux-V.,** Op., **Phos., Plb., Podo., Puls.,** Rhus-T., **Sep.,** SIL., Stram., SULPH., **Tab.,** Thuj., **Verat.**

    Midnight, after:—Ars., FER.

        Food, of:—Fer.

    Midnight, at:—ARG-N., ARS.

    Sour and watery:—CALC-C.

Water-brash:—Ars., Bry., CALC-C., **Carb-V.,** Chin., FER., Graph., Hep., Iris., KALI-C., Lyc., **Merc.,** Nat-M., NAT-P., **Nux-V., Puls., Rob.,** SEP., **Sulph.,** Thuj., VERAT.

    Menses, during:—PULS.

Abdomen.

Bellyache:—ACON., ARG-N., **Ars.,** Aur., BRY., Carb-V., **Cham.,** CHIN., **Coloc., Cup.,** DIOS., FER., GRAPH., Hep., Ipec., Kali-B., LYC.,

Mag-P., Merc., Nat-M., **NAT-P., Nat-S.,** Nit-Ac., **NUX-M., Nux-V.,** OP., **Plb., Puls.,** Rhus-T., SEC., SEP., Sil., SULPH., SULPH-AC., Tab., **Verat.**

Pinching, spasmodic:—BELL., Calc-C., MAG-P., **Nit-Ac.,** PULS., Sulph.

Sticking:—Sulph.

Midnight, at:—**Arg-N.,** ARS., Chin., COCC.

1 A.M.:—Ars., MAG-M.

4 A.M.:—PETR., PODO., VERAT.

4 A.M. to 5 A.M.:—VERAT.

Distention of the abdomen:—ARG-N., Bry., CALC-C., **Carb-V., Chin.,** DIOS., Fer., **Kali-C.,** LACH., **Lyc.,** MAG-C., Nat-C., NAT-S., **Op., Puls.,** Sep., SULPH., Thuj., VERAT.

Flatulence:—ASAF., **Arg-N.,** Aur., Calc-P., **Carb-V., Chin.,** COCC., Fer-P., Graph., Hep., KALI-B., **Kali-C.,** Lach., **Lyc., Nat-S.,** OP., **Puls.,** Sep., Sulph., VERAT.

Colicky pains, with:—Aur., CARB-V., **Coloc.,** Cup., Dios., FER., LYC., Mag-P., Nat-S., **Nux-M., Nux-V.,** Podo., PULS., Sep., SULPH., Thuj., VERAT.

Flatus, with discharge of:—ARG-N., **Carb-V.,** Chin., LYC., NUX-V., PULS., **Sulph.**

Gurgling in the abdomen:—Aloe., Arg-N., CARB-V., CHIN., GAMB., **Nat-S., Podo.,** SULPH., Thuj., VERAT.

Hypochondriæ, pain in the:—**Chel.,** MAG-C., Nat-S., NUX-V.

Bed, in:—Coc-C., MAG-C.
Drawing in the abdomen:—Coc-C.
Itching on the abdomen:—Nux-V., Sulph., Thuj.
   Going to bed, on:—Thuj.
Pain in the sides of the abdomen:—NAT-S., SULPH.
   Midnight, at:—SULPH.
   Hypo-gastrium:—Æsc.
Pressure in the lower abdomen:—ALOE., Podo., SULPH.
Rattling in the abdomen:—SULPH.
Sore, excoriated feeling in the abdomen:—Nat-M.

Rectum and Anus.

Bleeding from the rectum:—**Alum., Alumn., Carb-V.,** CHIN., FER-P., **Kali-P., Lach.,** Lyc., MERC., **Merc-C., Nit-Ac., Phos.,** SULPH.
Burning in the rectum:—**Aloe., Ars.,** CARB-V., IOD., IRIS., Kali-P., **Lach.,** LYC., Merc., Mur-Ac., **Nit-Ac.,** Nux-V., Phos., Sep., **Sulph.**
Hæmorrhoids:—Æsc., **Aloe.,** Alum., ARS., Bell., CARB-V., Graph., HEP., IGN., LACH., **Lyc., Merc., Mur-Ac.,** NAT-M., NIT-AC., **Nux-V.,** Phos., **Sulph.**
Itching at the anus:—ALOE., **Calc-C.,** Cina, Fer., IGN., Mar., **Merc.,** NAT-P., **Sulph., Tereb.**
   When getting warm in bed:—**MAR.,** Merc.
   Pressure in the rectum:—Aloe., LYC., Nux-V., SULPH.

Tenesmus ani:—ALOE., Canth., Coloc., Dios., Dulc., Fer-P., KALI-B., Lach., **Merc., Merc-C.,** Nit-Ac., **Nux-V.,** Podo., **Sulph.**

Stool.

Diarrhœa:—Acon., **Aloe.,** ARG-N., Arn., **Ars.,** Aur., BISM., Bry., Calc-C., Caps., CARB-V., Caust., **Cham.,** Chel., CHIN., **Crot-T.,** Dulc., FER., Fer-P., GAMB., Graph., **Grat.,** Hep., HYOS., IRIS., Kali-M., KALI-P., LACH., Lyc., **Mag-C.,** MAG-P., Mag-S., **Merc.,** MOSCH., NAT-C., Nat-M., Nat-P., **Nat-S.,** Nit-Ac., NUX-M., **Nux-V.,** OP., Petr., **Podo., Psor., Puls.,** RHUS-T., Sec., Sil., **Sulph.,** TAB., Thuj., VERAT., ZING.

Midnight, at:—ARS., **Puls.,** SULPH.

After:—Arg-N., **Ars.,** Chin., Nux-V., **Sulph.**

2 A.M.:—ARS., Iris.

3 A.M.:—IRIS., Nux-V.

3 A.M. to 4 A.M.:—Kali-M.

4 A.M.:—Petr., **Podo.,** Rhus-T., SULPH.

4 A.M. to 6 A.M.:—**All-C.,** Aloe., Nux-V., PODO., Sulph.

5 A.M. to 6 A.M.:—Aloe., NUPH., Sulph.

Night only, and especially toward morning:—PSOR.

Frequently involuntary, painful, liquid and blackish:—Psor.

3 or 4 A.M.:—Stront-C.

Diarrhœa at night, continued urging, the patient has scarcely risen from stool until he is driven back again:—Stront-C.

Children, of:—ABROT., Acon., **Æth.,** ALOE., **Ant.-C., Arg-N.,** ARS., **Calc-C., Calc-P.,** CHIN., **Cina.,** Dulc., Fer., Hep., **Ipec., Jalap.,** Kali-B., Lyc., **Mag-C.,** Mag-P., MERC., Nat-M., **Podo., Puls.,** RHEUM., **Sil., Sulph.,** Thuj., Verat.
    Night only:—SULPH.
Involuntary:—**Aloe.,** APIS., Bell., Chin., **Nat-S.,** PHOS., Plb., PODO., Rhus-T., **Sulph.**
    Hard stool:—**Aloe.,** Bell.
Lienteric:—ÆTH., ALOE., **Arg-N.,** ARS., Cal-C. Carb-V., **Chin.,** Crot-T., **Fer.,** Gamb., Hep., KALI-B., Nat-M., PHOS., **Podo.,** Puls., Sil., **Sulph.,** Thuj., Verat.
Urging to stool:—ALOE., Bell., COLOC., Crot-T., Dulc., **Merc.,** Nit-Ac., NUX-V., **Sulph.**
Waking, on:—**Aloe., Sulph.**

Urinary Organs.

Bladder, pressure in the:—Apis., **Bell.,** CANN-S., **Canth., Lyc.,** Merc-C., Tereb., Sulph., Thuj.
    Tenesmus of the:—Bell., CANN-S., **Canth., Merc., Merc-C.,** SARS., Thuj.
Grave urinary symptoms:—CANTH., TEREB.
Urethra, burning in the:—Agar., **Canth.,** CAPS., **Merc.,** Nat-C., NAT-M., SEP., STAPH., **Sulph.,** Thuj.
    After coition:—Sep.
    During and after coition:—**Canth., Sulph.**
Urging to urinate:—Acon., APIS., Arn., ARS., **Bell.,** Bor., CALC-C., **Cann-S.,** CAPS., **Dig.,**

Fer-P., GELS., Graph., KALI-B., Kali-C., Lach., LIL.-T., **Lyc., Merc., Merc-C.,** Mur-Ac., Nat-C., NAT-M., Nat-S., **Nit-Ac., Nux-V.,** Op., PULS., Rhus-T., SEP., SIL., **Sulph.,** THUJ., Zinc.

Day and night:—CANTH., CARB-V., MERC., RHUS-T., Sep.

Ineffectual:—APIS., **Bell., Canth.,** DIG., Hep., Kali-C., Lyc., MERC., Nat-M., **Nux-V.,** Op., PULS., SARS., **Sep.,** THUJ.

Urination, dribbling of, involuntary, day and night: NUX-V., VERB.

Drop by drop (strangury) 3 A.M. to 6 A.M.:—Pareira.

Involuntary at night (in bed):—Æth., AM-C., **Apis.,** ARG-M., **Arg-N.,** ARN., Ars., AUR., **Bell., Benz-Ac.,** CALC-C., Caps., Carb-V., **Caust.,** Cham., CINA., **Equis.,** Eup-Per., Fer., Fluo-Ac., Graph., HEP., Kali-P., KREOS., Lac-C., Mag-P., MERC., Nat-C., **Nat-M.,** NIT-AC., OP., Petr., Plant., **Puls.,** RHUS-T., Ruta., SENEG., **Sep., Sil.,** STRAM., SULPH., THUJ., **Verb.,** Viola-T.

Painful (dysuria):—Apis., Ars., **Bell., Canth.,** CANN-S., CIC., DIG., Eup-Purp., FER-P., Gels., HEP., Ipec., KALI-B., Kali-C., Kali-S., Lach., LYC., **Merc., Merc-C.,** NAT-M., Nat-S., OP., Petr., **Puls.,** Rhus-T., SEP., **Sulph.,** THUJ., Verat., ZINC.

Profuse:—Alum., Alumn., AM-C., Am-M., ANAC., **Arg-N.,** BAR-C., BELL., Bov., Cact.,

CALC-C., Canth., Carb-An., Carb-V., **Caust.,** Con., Cup., Cycl., Dig., EQUIS., FER-P., **Gels.,** Glon., Graph., HEP., Hyos., IOD., Kali-C., Kali-M., KALI-P., **Kreos.,** Lach., Lith-C., **Lyc.,** Meph., **Merc.,** Nat-C., **Nat-M., Nat-S., Nit-Ac.,** PHOS., **Phos-Ac.,** Petr., Podo., PULS., RHUS-T., Rumx., Sang., SARS., Scilla., **Sep.,** SIL., **Sulph.,** TEREB., THUJ., Zinc.

Day and night:—Alum., CALC-C., Canth., CAUST., Colch., LACT-AC., **Merc.,** Nat-M., Plant., RHUS-T., Sulph.

2 A.M., awakens with nausea and passing much pale, strong-smelling urine:—Kali-B.

3 A.M.:—Awakens every night to pass much urine:—BENZ-AC., Phos-Ac.

Urine.

Increased:—AM-M., Ant-C., **Apis.,** ARG-M., **Arg-N.,** Ars., Bapt., CACT., CALC-C., CALC-F., Calc-P., DIG., Fer-P., **Gels.,** Hep., Ipec., KREOS., LAC-C., LAC-D., Led., Lil-T., Lith-C., **Lyc., Merc.,** Mur-Ac., Nat-C., **Nat-M., Nat-S.,** Op., Petr., PHOS., **Phos-Ac.,** RHUS-T., SANG., SARS., Sep., SIL., SPIG., Stram., **Sulph.,** Thuj., ZINC.

Scanty, diminished:—APIS., **Bell.,** BRY., CAMPH., **Canth.,** CAPS., Fer-P., Gels., Ipec., Kali-C., LACH., LYC., MERC., **Morph.,** NAT-M., NIT-AC., **Op.,** PHOS., RHUS-T., Sep., **Sulph., Tereb.,** THUJ., Urtica, **Verat.,** Zinc.

Male Sexual Organs.

Erections:—AUR., Bell., **Canth., Cann-S.,** Caust., Dios., Fluo-Ac., Gels., KALI-P., Lach., LYC., Merc., Nat-C., Nat-M., Nit-Ac., **Nux-V.,** Op., **Phos.,** PHOS-AC., **Pic-Ac.,** PLAT., Puls., SEP., Sil., **Sulph.,** Thuj., Zinc.
  Coition, after:—SEP.
  Discharge of semen, after:—PHOS- AC.
  Painful:—ARG-N., Cact., Cann-S., **Canth.,** CAPS., MERC., **Phos., Puls.,** Sulph., Tereb.
  Sleep, during:—OP.
Gonorrhœa<at night:—MERC.
Itching of the genitals, in bed:—**Merc.,** Sulph.
  Scrotum:—GRAPH., NAT-M., **Petr., Rhus-T.,** SULPH.
Pollutions, every night:—NAT-M., **Nat-P.,** PIC-AC.
  Every second night:—**Pic-Ac.**

Female Sexual Organs.

Leucorrhœa<:—Alum., Ambr., CARB-V., CAUST., CON., **Merc.,** Nat-M., Nit-Ac., SULPH.

Menses, more profuse at night:—**Am-C.,** AM-M., **Bov.,** COCA., Coc-C., Glon., **Mag-C.,** Mag-M., NAT-M., Sulph., ZINC.
  Night only, at:—Bor., **Bov.,** Coff., Cycl., MAG-C., Nat-M.

Metrorrhagia, 3 A.M. to 11 A.M.:—Nux-V.
  <at night, with uterine spasms, cramps:—Mag-M.

Ovaries, pain in the:—Kali-P., **Merc., Podo.,** SYPH.

Uterine region, downward pressing pains in the:— Bov.
   Midnight, after, especially:—BOV.

Larynx.

Croup <from 2 A.M. to 3 A.M., the tenacious mucus chokes him, at the beginning:— Kali-B.
Itching of the larynx:—Cist
Laryngismus:—Samb.
Scratching in the larynx:—Cycl.
Tickling in the larynx:—Cycl.
Voice, loss of:—Carb-V.

Respiratory Organs.

Asthma:—Acon., ANT-T., **Ars.,** Aur., Bell., BROM., Cann-S., **Carb-V.,** CHEL., Dig., **Fer.,** Fer-P., GRAPH., HEP., IPEC., Kali-Ars., KALI-B., KALI-C., Kali-M., KALI-P., **Lach.,** LYC., Mosch., NAT-S., **Nux-V.,** OP., **Phos.,** PULS., Rhus-T., SAMB., Sep., **Sulph.,** Syph., Thuj., VERAT., Zinc.
  Midnight, at:—ARS., CHLOR., FER.
    Until 7 A.M.:—CHLOR.
    After:—Ars., Carb-V., FER., SAMB.
  <2 A.M.:—Ars., KALI-B., RUMX., ZING.
  <3 A.M.:—CUP., KALI-C., KALI-M., Kali-N.
  <4 A.M. to 5 A.M.:—NAT-S., Stan.
  <Toward morning:—Kali-C., SIL.
Respiration, arrested:—KALI-C., LYC., Samb., SIL.

Difficult:—ACON., **Ant-T., Ars.,** AUR., BROM., CALC-C., Cann-I., **Carb-S., Carb-V.,** CHIN., Coca., Colch., Crot-T., DIG., **Fer.,** Fer-I., FER-P., GRAPH., Guai., Iod., IPEC., **Kali-Ars.,** KALI-B., **Kali-C.,** KALI-P., **Lach.,** LOB., **Lyc.,** MED., Merc., Mosch., **Naja.,** Nat-M., NAT-S., Nit-Ac., **Nux-V.,** OP., **Phos.,** Psor., PULS., Rhus-T., **Samb.,** Seneg., SEP., Sil., SPONG., STAN., Stict., **Sulph.,** Sulph-Ac., TEREB., Thuj., Tub., Zing.

11 P.M., on awaking:—SCILLA.

Midnight, at:—ACON., **Ars.,** Calc-C., CHIN., Puls., RHUS-T.

1 A.M. to 4 A.M.:—SYPH.

Midnight, after, until 4 A.M., frequent attacks of:—SAMB.

Interrupted—**Ars.,** Calc-C., DIG., **Fer.,** Puls., **Samb.,** Sep., Stan., SULPH.

Midnight, after:—ACON., Rhus-T.

Panting, after midnight:—SAMB.

Short:—Rhus., Sep.

Slow:—Lach.

Want of, after lying down:—APIS.

Suffocative attacks:—ANT-T., **Ars.,** Chin., Crot-T., DIG., FER., **Graph.,** Lach., LYC., NUX-V, **Phos.,** Puls., **Samb.,** SPONG., **Sulph.**

11 P.M.:—Scilla.

Midnight, at:—Ign., SAMB.

   After:—ARS., Graph., SAMB.

3 A.M.:—Am-C., ANT-T., Kali-C., GRAPH.

Sleep, during:—Hep., Ipec., Lact., **Samb.,** SULPH.

Falling to sleep, when:—Am-C., LACH.

Cough.

Cough:—ACON., Alum., AM-BR., **Am-C.,** Am-M., Apis., **Ars.,** Arum-T., Aur., BAR-C., **Bell.,** CALC-C., Caps., Carb-An., CARB-V., Caust., CHAM., Chel., Chin., Colch., **Con.,** Cycl., **Dros.,** GRAPH., Grat., **Hyos.,** Ign., IPEC., KALI-C., Kali-M., Kreos., LACH., Lyc., Mag-C., Mag-M., **Merc.,** MEZER., Nat-M., **Phos., Puls.,** RHUS-T., RUMX., Sang., Sep., **Sil.,** SULPH., Syph., Verat., Verb.

10 P.M., beginning at, returning every few minutes:—BELL.

11 P.M.:—ARAL.

Periodical, lasting 1 to 2 hours, dry, tormenting cough, frequently with dyspnœa, toward morning loose cough, with profuse expectoration:—ARAL.

11 P.M. to 12 midnight, in bed:—HEP.

Violent cough, with much mucous expectoration:—HEP.

Midnight, before:—Ant-T., ARAL., Arg-N., Bell., Brom., Calc-C., **Carb-V.,** Caust., Coc-C., Fer., Hep., NIT-AC., Nux-V., PHOS., RHUS-T., Rumx., Spong., **Stan.,** Sulph.

Until 1 A.M.:—ANT-T.

At:—Am-C., Ars., BELL., Caust., CHAM., Dros., Hep., HIPP., Kali-N., Lyc., Mezer., NIT-AC., Phos., Rhus-T., Sep., **Sulph.**

Rough:—NIT-AC.

After:—ACON., Am-C., Ant-T., **Ars.,** Bar-C., BELL., CALC-C., Caust., Coc-C., **Dros.,** Hep., HYOS., Iod., KALI-ARS., Kali-C., Lyc., Mag-M., Merc., NUX-V., Phos., RHUS-T., Rumx., Samb., Scilla, Spong.

Until day-break:—NUX-V.

1 A.M. to 2 A.M.:—Rumx., ZING.

With scratching in the larynx:—ZING.

2 A.M.:—Am-C., ARS., Caust., **Dros.,** Glon., **Kali-Ars.,** KALI-C., Nat-M., OP., Petr., Phos., Rumx., Sulph.

Waking him from sleep:—PHOS.

2 A.M. to 5 A.M.:—Kali-I., Rumx.

Lasting an hour without ceasing;—Rumx.

3 A.M.:—**Am-C.,** Ars., Bapt., Bufo., CHIN., Cup., **Kali-Ars.,** Kali-C., KALI-M., KALI-N., Mag-C., Mur-Ac., Nux-V., Op., Rhus-T., SEP., Thuj.

>**After:**—Acon.

Awakens with cough and violent, stupefying headache:—KALI-N.

With yellow-greenish expectoration:—SEP.

3 A.M. to 4 A.M.:—**Am-C., Ant-T.,** BUFO., **Kali-C.,** Kali-M., Lyc., NAT-S., Op., Rhus-T.

With tickling in the larynx, which comes on at this time only:—Bufo.

Until 4 A.M.:—Sil.

>of cough:—ARG-M., Bar-C., EUPHR., Guai., LACH., STAPH.

Dry:—ACON., Agar., AM-C., **Ars., Bell., Bry.,** Calc-C., Caps., **Carb-An.,** Carb-S., Carb-V., CHAM., Chel., Cimic., **Con.,** Crot-C., Cupr., **Dros.,** Euphr., Hell., **Hep., Hyos.,** Ign., Ipec., Kali-Ars., Kali-C., **Lach.,** Lyc., **Mag-C., Mag-M.,** Med., **Merc., Mezer.,** Nat-M., Nit-Ac., **Nux-V.,** Op., **Phos.,** Phyt., **Puls.,** RHUS-T., **Rumx.,** Sabad., SANG., **Sil., Spong.,** SQUIL., Stict., **Sulph.,** Syph., **Verat.,** VERB., Zinc., ZING.

Shortly after falling to sleep, in children: —Coff.

Hollow:—ACON., Ambr., Apis., **Bell.,** Brom., Bry., Carb-V., **Caust., Cina.,** DIG., DROS., IGN., Ipec., KALI-I., Mag-C., Merc., Nux-V., **Phos.,** Samb., Sil., **Spong.,** Stram., **Verat.,** VERB.

Paroxyms, in:—Agar., Ant-T., Aur., **Bell.,** Bry., Calc-C., **Carb-V., Cham.,** Chel., **Coc-C.,** CON., Cor-R., **Dros.,** Fer., Hep., **Hyos.,** Ign., Ipec., KALI-BR., Kali-C., **Lach.,** Lyc., **Mag-C.,** Mag-M., MEPH., MERC., Op., PHOS., Puls., **Rumx.,** Sil., SPONG., Squil., Sulph., Thuj., Zinc.

Midnight, at:—CHAM., Dig., Mosch., Naja., PHOS., **Sulph.**

After:—Bell., COCC., Dig., **Dros.,** Hyos., Kali-C., SQUIL.

Persistent:—Acon., Am-Caust., **Bell.,** Crot-C., **Cup.,** Dios., **Hyos.,** Ipec., Kali-N., LYC., Merc., Mezer., NUX-V., RUMX., Sang., **Scilla.,** SEP.

Also during the day:—SCILLA.

Rough:—Acon., BELL., Brom., Cann-I., Carb-V., CHAM., Dulc., EUP-PER., HEP., Iod., Ipec., **Lyc.,** Mag-M., **Merc.,** Mur-Ac., Nat-C., **Nit-Ac.,** RHUS-T., **Scilla.,** SEP., SIL., Tarent., Ust., VERB.

Sleep, during:—Acon., Agar., APIS., Arn., Ars., BELL., CALC-C., Carb-An., **Cham.,** Coff., Cycl., Hyos., Kreos., **Lach., Lyc.,** Mag-S., **Merc.,** Nit-Ac., PETR., Phos., RHUS-T., Samb., Sang., Sep., SIL., Stram., SULPH., Tub., Verb.

Vomiting of mucus, with:—Ant-T., Con., **Cup., Dros., Ipec.,** MEZER., NIT-AC., PULS., SIL., Thuj., VERAT.

Expectoration.

Alum., Am-M., Ars., Calc-C., Carb-V., **Caust.,** Coc-C., Dulc., Euphr., Fer., Hep., Kali-C., Lyc., Phos., Puls., Rhus-T., SEP., Sil., STAPH., Sulph.

Bloody (Hæmoptysis): ARN., Ars., **Ferr.,** Mezer., Nux-V., Puls., RHUS-T., **Sep.,** Sulph.
  3 A.M. to 4 A.M.:—Nux-V.

Chest.

Chest symptoms, rarely falls to sleep before 1 A.M. on account of:—Nat-S.
   <3 A.M. to 4 A.M.:—ANT-T.

Constrictions of the chest:—FER., Mezer., PULS., Tab.

Oppression of the chest:—ALUM., Ambr., APIS., **Aur.,** BRY., **Calc-C.,** Chin., COCA., COLOC., Lact., Lyc., Nat-S., Nit-Ac., **Nux-V., Op.,** Petr., Phos-Ac., PHOS., RHUS-T., **Sulph.**
   Awaking from:—Ars.
   Midnight, at:—Ign., LACH.
   2 A.M.:—Kali-B.

Pains in the chest:—**Alum.,** Am-C., Ant-T., **Apis.,** Arg-N., **Ars., Caust.,** Chel., **Con., Graph.,** LACH., **Lyc.,** Mag-S., Merc-C., Nit-Ac., NUX-V., PULS., RAN-B., RHUS-T., Sabad., Seneg., Sil., Sin-N., **Sulph.**
   Sensation of, sore feeling:—Am-M., NUX-M.
      On falling of sleep:—Nux-M.

Pressure on the chest:—**Alum.**

Sweat on the chest:—CALC-C., SEP.
   Cold sweat:—SEP.

Heart.

Pains at the heart:—**Arg-N.,** Cann-I., IGN., Ipec., NAJA., Nat-M., SULPH.
   With palpitation:—IGN.

Palpitation:—ARG-M., ARG-N., **Ars., Aur.,** Bar-C., BENZ-AC., CACT., **Calc-C.,** Calc-S., DIG.,

DULC., FER., **Fer-I.,** Fer-P., Ign., Iod., Kali-N., LYC., MERC., Nat-C., **Nat-M.,** Nit-Ac., OX-AC., Petr., **Phos., Puls.,** SEP., SPIG., SULPH., TAB., Thea., Verat.

Awakens him at midnight:—SPONG.

Bed, in:—Cact., Ferr., Iod., OX-AC., Phos-Ac., **Puls.,** Rhus-T., SPIG., **Sulph.**

Lying down, immediately after, and lasting half an hour:—Ox-Ac.

Toward 2 A.M., periodic, with throbbing in the arteries, which prevents further sleep:—Benz-Ac.

1 A.M. to 2 A.M.:—**Spong.**

2 A.M.:—Benz-Ac., Kali-B.

3 A.M.:—ARS., Chin.

4 A.M. to 5 A.M.:—Lyc.

Neck.

Pain in the external neck:—CAUST., Guai., **Kalm.,** Lach., Merc-C., Nat-S., **Olnd., Puls.,** SANG., Stann., SULPH., ZINC.

Stiffness of the neck:—PHYT.

Sweat on the neck:—CALC., LACH., Sep.
   Cold:—Sep.
   On the neck and temples:—Lach.

Back.

Coldness of the back:—ARS., Chin., Chin-Ars., Chin-S., Coc-C., Lil-T., Lyc., Nat-Ars., Nat-M., PULS., Stront., Thuj.

TIMES OF THE REMEDIES AND MOON PHASES. 153

Itching of the back:—Agar., Apoc., Ars., Fluo-Ac., KALI-P., MEZER., Phos., Rhus-T.

   <2 A.M. to 5 A.M.:—Kali-P.

Pain in the shoulders:—Abrot., BELL., Calc-C., CAUST., Dig., KALI-B., Kali-C., **Kali-N.,** Mag-C., **Merc., PHOS., Sang.,** Sep., Sil., Sulph., TAB.

   Between shoulders:—Tab.

   Rheumatic:—Acon., Aur., Berb., Bry., Cact., CALC-C., Calc-P., **Caust.,** Chel., Chim., Chin., CIMIC., **Colch.,** Dulc., **Ferr.,** Ferr-I., Ferr-M., FERR-P., Fluo-Ac., Graph., Guai, Ham., Ign., Iod., **Kali-B.,** Kali-C., KALI-I., **Kali-N.,** KALM., Lact-Ac., LAC-C., Lach., LED., LYC., Mag-C., **Med., Merc.,** Nat-Ars., Nat-C., Nat-M., NIT-AC., Nux-M., Nux-V., PHOS., **Phyt.,** Puls., **Rhod., Rhus-T., Sang.,** Sanic., Staph., **Sulph.,** Thuj., Ust., Zinc.

Pain in the back:—Acon., Agar., AM-M., Apis., ARG-M., ARG-N., ARS., Berb., Bry., Calc-C., CHAM., DULC., Ferr-Ars., **Ferr.,** Ferr-P., HELON., Hep., Ign., Kali-I., Kali-N., KALM., KREOS., Lyc., MAG-C., Mag-M., Mang., MERC., **Merc-C.,** NAJA., Nat-Ars., NAT-C., Nat-M., Nat-S., NIT-AC., Nux-V., Phos., Plb., Rhod., Sars., SIL., **Sulph., Syph.,** Tab.

   2 A.M.:—Nat-S.
   3 A.M.:—**Kali-C.,** Kali-M., Kali-N., Nat-C.
   3 A.M. to 4 A.M.:—Nux-V.
   4 A.M.:—ANG., NUX-V., Ruta.

Pain in the hips (ischias):—Verat.
    Awakened 4 A.M. by pain in the hips:—Verat.
    Drawing:—Coloc.
    Rheumatic:—KALI-B., Kali-M., Rhus-T.
    Sticking:—LYC., MERC.
Pain in the lumbar region:—Æsc., Am-C., AM-M., **Ars., Bry.,** CHAM., Chin., FERR., Ferr-I., Fluo-Ac., Kali-N., Lact-Ac., Laur., LIL-T., **Lyc.,** MAG-C., Mag-M., Mag-S., NAT-S., **Nux-V.,** PODO., **Rhus-T.,** Sars., **Sep.,** SIL., Staph., **Sulph.,** Zinc.
    3 A.M., driving him out of bed:—**Kali-C.,** Kali-N.
    4 A.M., awakens him:—Staph.
Pain in the sacral region:—AM-C., Ang., Arg-N., Cham., CHIN., Colch., Lach., LYC., Mag-C., Mag-S., NAT-S., Nux-V., **Puls.,** Staph.
Stiffness of the back:—LYC., PHYT.
Sweat on the back:—Anac., Ars., CALC-C., Coff., Guai., LACH., LYC., **Sep.**
    Midnight, after:—Hep.
    3 A.M.:—Rhus-T.
    Cold sweat:—SEP.

Extremities.

Burning of the forearm:—Graph., ZINC.
    Palms:—Lach.
        And soles:—Lach.
    Feet:—Ars-M., NAT-C., **Sep.,** Sil., **Sulph.**
    Soles:—Aloe., Bar-C., CALC-C., **Cham.,** Fluo-Ac., **Lach.,** Lyc., Mag-M., Nat-S., Petr., Phos-Ac., Sang., Sil., **Sulph.**

Coldness of the hands:—AUR., Bry., **Phos.,** Sep., Thuj.
  Knees:—**Carb-V.,** Cop., Euphr., **Phos.,** Sep., VERAT.
  Lower legs:—MERC.
  Feet:—Am-C., Aur., **Calc-C.,** Carb-S., CARB-V., Chel., FERR., **Graph.,** Kali-C., Lyc., NAT-C., Nux-V., Petr., **Phos.,** Rhod., **Sep., Sil.,** Staph., Sulph., Thuj., **Zinc.**
Cramps in the hands:—CALC-C.
  Thighs:—Ipec.
  Legs:—Ambr., Carb-An., Cup., IPEC., Rhus-T., Staph., Sulph.
  Lower legs:—SULPH.
  Calves:—Ambr., Arg-N., ARS., Bry., **Calc-C.,** Carb-V., CAUST., **Cupr.,** Dig., EUPI., FERR., Ferr-M., GRAPH., KALI-C., **Lyc.,** Mag-C., Mag-M., Nit-Ac., Nux-V., Petr., PLB., Rhus-T., Sars., SEC., Sep., Staph., **Sulph.,** Zinc.
    Awakens him from sleep in the morning: —STAPH.
Enlarged and swollen feeling of arms and hands:— ARAN., Bapt., KALI-N.
  Heat in arms:—Lach.
    Hands:—CALC-C., Ign., Sil., SULPH.
      And cold feet:—SULPH.
  Heaviness in arms:—Merc.
  Itching of arms:—Alum., TELL., Thuj.
    Hands:—Lith-C.
    Legs:—Alum., Bar-C., Cup-Ars., Lith-C., RHUS-T., SULPH., Zinc.

Itching in the feet:—Lith-C.
   Toes:—Alum.

Numbness of arms:—Ambr., Croc., IGN., Lyc., NUX-V., Pall.
   Hands:—Mur-Ac., SIL.
   Fingers:—Mur-Ac.
   Feet:—CALC-C., Ferr.

Pains in the extremities:—AGAR., Am-C., ARS., Asaf., AUR., Bry., Calc-C., **Cham.**, Dulc., FERR., Fluo-Ac., Gels., HEP., Kali-B., KALI-C., Kali-I., Kalm., LACH., Lyc., **Merc.**, Merc-I-F., Mezer., NIT-AC., Nux-V., PHOS., PHYT., **Plb.**, PULS., Rhod., RHUS-T., Sars., SULPH., Syph., Thuj.
  Midnight, after:—**Ars.**, Gels., MERC., SARS., SULPH., THUJ.
  Morning, toward:—ARS., Kali-C., NUX-V.

Pains in the joints:—CARB-AN., CAUST., Dios., Gels., **Iod.**, KALI-B., LED., **Mang.**, MERC., Nat-C., Plb., RHOD., Sil., Sulph.

Pains in the hips:—Caust.

Pains in the arms:—Calc-C., Cast., MERC., Nux-V.

Pains in the fingers:—Bor., Kali-N., MAG-S., MERC., PULS., SULPH.

Pains in the legs:—**Agar.**, Am-M., Bar-C., Caust., Coff., Kali-B., KALI-C., Kali-I., LYC., MERC., Mezer., Mur-Ac., **Nit-Ac.**, NUX-V., Petr., Phos-Ac., PHOS., **Phyt.**, Plb., **Rhus-T.**, Sec., Spong., STAPH., SULPH., **Syph.**, Thuj.

Pains in the thighs:—Aur., Cham.,Ferr., Kali-B., Lach., Mag-S., MERC., MEZER., Nux-V., **Puls.,** Sep., Strych., Sulph.

Pains in the knees:—Cact., Calc-P., Dios., Gels., KALI-B., KALI-I., Lach., **Lyc.,** MERC., Mezer., NAT-N., PETR., Phyt., RHOD., Sulph., Zinc.

Pains in the toes:—AM-C., Coc-C., Kali-C., LED., Merc., Merc-I-F., Nat-C., Plat., SYPH.

Pains, drawing, in the extremities:—Cham., LYC., Nux-V.
   Arms:—Ars., CALC-C., Carb-V., **Rhus-T.**
   Fingers:—Merc.
   Legs:—Nat-C.

Pains, Rheumatic, in the extremities:—Carb-An., **Iod.,** Mang., RHUS-T., Sulph.
    10 A.M. until 6 A.M.:—RHUS-T.
   Arms:—CALC-C., Iod., Lyc., **Sang.,** Sil., SULPH.
   Fingers:—Mag-S.
   Knees:—LYC., Sulph.
   Lower legs:—Coff., Kali-C., **Merc.,** Phyt., Sulph.
   Feet:—Am-C., MEZER.
   Tearing, in the extremities:—ARS., AUR., CALC-C., Cham., **Fer.,** Hep., Lyc., MERC., **Nit-Ac.,** RHOD., **Sulph.,** Syph.
    In the joints:—Hep., MERC.

Restlessness of the extremities:—Colch., Nit-Ac., RHUS-T., ZINC.
   Legs:—**Ars.**

Lower legs:—Ars., CARB-V., Cham., RHUS-T., Zinc.
    In bed:—Carb-V., RHUS-T.

Rheumatic symptoms <:—ARS., Bry., Cham., CHIN., Cina., Graph., Hep., MERC., Phos.
    Midnight, after:—Bell., RHUS-T.
    3 A.M.:—Caul.

Rigid and numb, as if, extremities:—CROC., Thuj.
Stiffness of the extremities:—Nux-V.
    Arms:—Nux-V.
    Feet:—Apis.
    Fingers:—Ambr., Croc., Lyc., NUX-V.
    Knees:—Lyc.
        Feet:—APIS.

Sweat on the palms:—PSOR., Sil.
    Thighs:—Carb-An., Sep.
        Lower parts:—Carb-An., Sep.
    Knees:—Ars.
    Legs:—**Calc-C.,** Sulph.
    Feet:—ARS., Nit-Ac., Sulph.
        2 A.M.:—ARS.

Swelling of the upper extremities:—Aran., Stan.
    Hands:—Stan.
    Knees:—Calc-C.
    Feet:—APIS., Carb-V.

Swollen feeling of arms and hands:—ARAN., Bapt., Celm., KALI-N.
Tension in the thighs:—Lyc.
Weakness of the extremities:—Cham.
    Calves:—Sulph.
    Feet:—Carb-An.

Skin.

Burning:—**Ars.,** Carb-V., Clem., CON., Dol., MERC., OLND., Rhus-T.
  Of eruptions:—MERC., RHUS-T.
Chilblains, symptoms from <:—AGAR.
Coldness of the skin:—ARS., **Carb-V.,** HYOS.
Formication:—CIST.
Itching:—CIST., CLEM., Dulc., Gamb., GRAPH., KALI-B., LACH., LED., **Merc., Mezer., Sulph.**
  Especially in bed:—CALC-C., GRAPH., Kali-B., **Merc., Mezer.,** PHOS., PSOR., PULS., **Sulph.,** TIL.
  Of eruptions:—ARS., CLEM., IRIS., **Merc-V., Mezer.,** RHUS-T.
  Pustules:—KALI-B.
  Vesicles:—GRAPH.
Ulcers, bleeding of:—Kali-M.
  Burning of:—HEP., **Lach.,** MERC., Rhus-T., STAPH.
  Itching of:—Lyc., Staph.
  Pains in the:—**Asaf.,** CON., Merc.
  Pulsation in the:—Hep., MERC.
Urticaria:—**Apis.,** CHLOL., **Cop.,** NUX-V., PULS.

Sleep.

Awaking too early:—Dulc., Kali-M., MERC., Mur-Ac., Nat-C., Ran-B., SEL.
  Frequent:—Hep., Phos., Puls., Sep., SULPH.

2 A.M.:—ARS., Bapt., Benz-Ac., Caust., Colch., Con., Jatr., KALI-B., KALI-C., Lyc., Mezer., Nit-Ac., PULS., Sep.

Awakens with nausea and discharge of pale, strong smelling urine:—Kali-B.

Awakens with palpitation, dyspnœa, heat and accelerated pulse:—Kali-B.

Awakens with hunger:—LYC.

2 A.M. to 3 A.M.:—Bapt., Bell., Calc-C., Kali-M., Mag-C., NUX-V., Sep., STAPH.

Awakens at 2 A.M. or 3 A.M., is then very restless and unable to sleep longer:—BAPT.

Awakens and cannot fall to sleep again:—Mag-C.

Awakens with sneezing, cough, expectoration and great thirst:—Sep.

Remains awake several hours on account of rush of ideas, then sleeps late in the morning:—Nux-V.

Awakens at 3 A.M.:—Agar., Ang., Bry., Calc-C., Clem., Coff., Euphr., Ign., Jug-C., Kali-M., Meli., **Nux-V.,** Rhus-T., Sep., Sil., SULPH.

Before 3 A.M.:—Meli.

3 A.M. to 4 A.M.:—NUX-V., Sulph.

Between 3 A.M. and 6 A.M. with sudden starting up, then heavy sleep and very difficult awaking:—Euphr.

4 A.M.:—Aur., Caust., CHEL., Cycl., Kali-M., LYC., Merc., Nux-V., SULPH., Tab., Verb.

With cough and sticking in the chest:—KALI-M.

5 A.M.:—Carb-V., Chin., Coc-C., FER., Ox-Ac., Sulph.
    With urging to stool:—Aloe., SULPH.

Restless, midnight, before:—Bell., Chel., PULS.
    Until 2 A.M.:—Puls.
        After:—ARS., RHUS-T.
        After 3 A.M.:—ARS.

Falling to, night-mare, when and during:—Cycl., SIL.
    Delirium, raving:—**Bell.,** Bry.

Heavy, until 9 A.M.:—Anac.

Sleepless, midnight, before:—Alum., Ang., ARS., BELL., Bov., **Bry.,** Calad., CALC-C., Carb-An., CARB-V., Cham., Chin., **Coff.,** Con., **Fer.,** Graph., Hep., Kali-M., Lach., Led., Lyc., Med., MERC., Mur-Ac., Nat-M., NUX-V., **Phos., Puls.,** Ran-B., **Rhus-T.,** Sel., SEP., SIL., Spig., SULPH., Valer.
    After:—Acon., **Ars.,** Asaf., Asar., AUR., Cann-S., CAPS., COFF., Dulc., HEP., Iod., Kali-M., MAG-C., Nat-C., **Nux-V.,** Psor., Ran-B., Ran-S., Rhod., Sep., SIL., Sulph-Ac., Syph.

Until 1 A.M.:—CARB-V., NAT-S.
    Seldom falls to sleep before 1 A.M. on account of the chest symptoms:—NAT-S.

1 A.M. or 2 A.M.:—Kali-M.

2 A.M.:—Am-M., Cham., Coca., Pall., Puls.

Stitches in the abdomen and pains in the loins:—Am-M.

3 A.M.:—Arn., MERC.
4 A.M.:—Am-C., Bor.
In the morning:—Arn., Coff., Kreos., Lyc., Mag-C., Nat-C.
From 1 A.M. to 2 A.M.:—Sulph.
3 A.M. to 5 A.M.:—BOR.
After 2 A.M.:—Mag-C., Nit-Ac., Sil., Thuj.
After 3 A.M.:—**Calc-C.,** Jug-C., Meli., **Nux-V.,** Sep., SULPH.
4 A.M.:—Mur-Ac., Plant.
　On account of abdominal symptoms:— Plant.
5 A.M.:—Sulph.

Yawning, frequent:—CAUST.

Fever.

Chill:—Alum., Am-M., Apis., **Ars.,** BELL., Bov., Bry., Caust., EUP-PER., **Fer.,** HEP., KALI-I., **Lach., Merc.,** Nit-Ac., NUX-V., PAR., **Phos.,** Sabad., Sulph.
　Midnight, before:—**Phos.,** PULS.
　　At:—CAUST.
　　After:—Ars., Bov., CALAD., Cham., Cocc., HEP., Op., SIL., Thuj.
　9 P.M.:—Bov., Gels., Phos-Ac.
　10 P.M.:—Bov., Sabad.
　11 P.M.:—CACT., Sulph.
　12 Midnight:—**ARS.,** Canth., Caust.
　1 A.M.:—**Ars.,** Puls., Sil.
　2 A.M.:—**Ars.,** Canth., Hep., Iris.
　3 A.M.:—Cedr., Cimx., FER., Thuj.

On awaking:—FER.
4 A.M.:—AM-M., Arn., Con.
5 A.M.:—Chin., Dros., Sil.
6 A.M.:—NUX-V., VERAT.
Never at night:—Chin.

Heat:—Acon., Alum., APIS., **Ars.,** BAPT., Bar-C., **Bell.,** BRY., Calc-C., Canth., Carb-V., CHAM., Cimx., CINA., COLCH., Dros., Hep., Kali-B., LACH., Lyc., **Merc.,** Merc-Cy., Morph., Mur-Ac., Nit-Ac., Nux-V., OP., Petr., **Phos.,** Phos-Ac., PULS., Ran-S., **Rhus-T.,** Sabad., **Sil.,** Stram., SULPH.

9 P.M., at:—BRY.

Midnight, before:—BRY., CALAD., Carb-V., Chin-S., Laur., Mag-M.
At:—ARS., Rhus-T., Stram.
   During sleep:—Calad.
   And noon:—Elaps.
With anxiety:—Apis., ARS.
Awaking, on:—SULPH.
   Subsiding:—Calad.
Without chill:—ARS., **Bapt.,** BELL., BRY., Calc-C., Carb-V., Cina., Kali-B., Kali-C., PHOS., Puls., **Rhus-T.**
With chilliness:—Acon., Apis., ARS., Bapt., CARB-V., Cham., Colch., Elaps., Kali-B., SIL., Sulph.
Dry:—**Acon.,** ARS., Bar-C., **Bell.,** BRY., Caust., Cina., Colch., Lach., Nit-Ac., Nux-V., PHOS., Puls., RHUS-T., Rhus-V., Thuj.
   After mid-night:—PHOS.

Heat, dry:
    3 A.M.:—Thuj.

    Sleep, falling to, when:—SAMB.
        During:—SAMB.
    Nettle-rash, with:—APIS., IGN., Rhus-T.
    Sleeplessness, with:—Cham.
    Sweat, with:—Ant-C., **Bell.,** Colch., **Merc.,** PHOS., Psor., Puls., RHUS-T., Sep., SULPH.
    Thirst, without:—Apis.

Sweat:—ACET-AC., ACON., ALUM., AMBR., Am-C., AM-M., ANAC., ARG-M., ARN., **Ars., Bell., Calc-C.,** Canth., CARB-AN., **Carb-V.,** Caust., **Chin.,** Cic., Cina., Cist., COLOC., CON., Dulc., Eup-Per., GRAPH., Hell., **Hep.,** Iod., Ipec., KALI-M., Kali-N., LACH., Led., Lob., Lyc., MAG-C., Mag-S., **Merc.,** Mur-Ac., NAT-C., NAT-M., Nat-S., **Nit-Ac.,** Nux-V., Ox-Ac., **Phos-Ac., Psor.,** PULS., **Rhus-T., Samb.,** SEP., **Sil.,** Spong., STAN., STRAM., STRONT., **Sulph.,** TARAX., Thuj., Til., Valer., **Verat.,** Viloa-T., Zinc.

    Midnight, before:—BRY., Calc-C., Carb-An., Mur-Ac.
        At:—**Ars.,** Con., Hep., Mur-Ac., PHOS., SAMB., Staph.
        After:—Agar., Alum., Ambr., AM-M., Bar-C., Chel., Clem., DROS., Mag-M., Nux-V., Phos., SIL.
    Every other night:—NIT-AC.
    Forepart of the night, more profuse:—Acet-Ac.

11 P.M., at:—Sil.
3 A.M., after:—Calc-C.
4 A.M., toward:—Caust., CHEL., Fer.
    During sleep:—CHEL.

Anxious:—ARS., CARB-V.
Awaking, on:—Chin., Cycl., Mang.
Cold:—SEP.
Dry skin, alternating with:—APIS., **Nat-C.**
Fetid:—Merc., PSOR.
Heat, after:—Alum.
Profuse:—**Acet-Ac.,** ANT-T., ARS., **Bry.,** CALC-C., CALC-P., CARB-AN., **Carb-V.,** Chin., Hep., KALI-M., LOB., **Lyc., Merc.,** Nat-M., Nit-Ac., PHOS., PHOS-AC., **Psor.,** Samb., Sil., Spong., SULPH., TARAX., THUJ., **Verat.**
  Midnight, before:—CARB-V.
  After:—Graph., KALI-M., Mag-C., PHOS.
Sleep, during:—CHIN., PHOS., THUJ.
Sleeplessness, with:—CHAM., SULPH.
Sour-smelling:—ARN., CAUST., GRAPH., Hep., SEP., **Sulph.,** THUJ.
Sleep, during:—Bell., Chin., PULS., Thuj.
  Falling to, after:—Ant-C.
  Lying down to, immediately after:—Mang.

MOON PHASES

INTRODUCTION.

The table of **Moon Phases** consists of an enumeration of the times, at which a particularly successful prescription has been made; thereby accentuating the importance of the time period in which the remedy has been found more useful. It has taken some time to compile this list. It was done in this way. When I made a successful or striking prescription and the patient came in later and said, "Doctor, I never had anything help me as much as that in my life", I wrote down carefully the date of the prescription. These dates were collected and located in the phase of the moon, **first quarter, full moon, last quarter,** or **new moon.**

This research was undertaken to find out whether there was anything in this question of **times of remedies** as related to **phases of the moon.** I believe this is the way we ought to go at all questions.

If you will take your *Repertory* and look at the remedies which are mentioned in the rubric under full moon, or new moon, or whatever phase of the moon it is, you will find almost no resemblance to this chart. It does not take very long to discover a few things from this chart, as you will see by looking at it. From the very start of the investigation I found that *Phosphorus* led all remedies in the number of observations. So that the accusation that my friend Dr. Macfarlan made that I am a *Phosphorus* fiend is perhaps true. But there are a good many homœopaths who are *Phosphorus* fiends, I think. Then I discovered that *Phosphorus* was closely followed by *Arsenic*. If you will look over the chart carefully you will see that *Phosphorus* covers fifty-one squares of the full moon. This is the highest number of squares covered. Those were fifty-one successful prescriptions prescribed in the **week of the full moon,** and the next most prominent is in the **last quarter** which shows a decline.

Now if you will turn to *Arsenic,* you will find the highest number in the first quarter. It stops abruptly in the quarter of the full moon, and falls off then to the lowest point.

If you will look through these tables in this way, you will find that there is a connection running through the whole thing.

How are we going to apply these results in practice? That is what we are getting down to. When a new patient comes in to you, you ask him, "When are you worst?" "Well, I was worst in the middle of last week." "Is that about when you are usually worst?" "Yes, about that time."

Open up your almanac and see what quarter the moon was in, then look down your list of remedies and see which remedies are most prominent in that quarter. It is not invariable. You may not make an absolutely accurate prescription but it will be an enormous help.

C. M. BOGER.

MOON PHASES

	New Moon	First Quarter	Full Moon	Last Quarter
Acon.	0	3	3	0
Æsc.	0	1	2	0
Æth.	1	0	1	0
Agar.	4	0	3	1
Aloe.	1	1	0	1
Alumina.	2	1	3	1
Ambra.	0	1	0	1
Am-C.	0	0	1	0
Am-M.	1	0	0	1
Ang.	0	1	0	1
Ant-C.	1	3	1	0
Ant-T.	2	3	1	0
Apis	16	4	9	12
Arg-N.	6	2	2	1
Arn.	1	1	1	3
Ars.	22	30	19	15
Ars-I.	4	1	3	0
Arum-T.	0	6	1	1
Asc-T.	0	0	0	1
Aurum.	0	1	3	0
Aurum-Mur.	0	1	3	0
Bapt.	0	0	2	1
Bar-C.	3	1	4	2
Bell.	4	5	6	3
Bellis.	1	0	0	1
Berb.	0	0	0	1

TIMES OF THE REMEDIES AND MOON PHASES.

	New Moon	First Quarter	Full Moon	Last Quarter
Bism.	0	0	2	2
Borax.	0	1	0	0
Bov.	0	0	1	0
Brom.	0	0	0	1
Bry.	11	15	5	9
Bufo.	0	0	1	0
Bur-P.	0	0	0	2
Cact.	0	2	0	1
Cad-S.	0	1	3	1
Calc-C.	23	23	24	16
Calc-I.	0	0	1	0
Calc-P.	10	6	7	3
Calc-Pic.	1	1	0	0
Camph.	1	1	0	0
Cann-S.	0	0	0	1
Canth.	5	1	3	1
Caps.	0	0	1	0
Carb-An.	1	0	2	1
Carb-V.	3	0	3	2
Card-M.	1	0	0	0
Caul.	0	0	1	0
Caust.	4	4	6	3
Cham.	2	2	2	1
Chel.	0	2	2	1
Chin.	4	3	1	2
Chin-Ars.	0	1	0	0
Chion.	1	0	0	0
Cicuta	0	1	0	0
Cimi.	0	4	2	3
Cina	2	0	2	0
Clem.	1	2	0	1

TIMES OF THE REMEDIES AND MOON PHASES. 173

	New Moon	First Quarter	Full Moon	Last Quarter
Cocc.	0	1	1	0
Colch.	2	0	3	0
Coloc.	2	2	2	1
Con.	3	0	0	0
Cor-R.	0	0	0	1
Croc.	0	1	0	0
Cup.	5	6	4	3
Cycl.	0	1	1	0
Dios.	2	2	1	0
Dros.	0	1	0	0
Dulc.	1	0	2	2
Elaps.	0	0	1	0
Eup-Per.	1	1	3	0
Eup-Pur	0	0	1	0
Euphr.	1	0	0	1
Fer.	1	1	0	0
Fer-P.	3	2	1	2
Flu-Ac.	0	0	2	0
Frax.	0	0	0	1
Gels.	3	1	6	4
Glon.	0	0	1	0
Graph.	9	8	8	2
Guai.	0	0	1	0
Ham.	0	2	3	0
Hep.	7	2	6	2
Hura.	0	0	0	1
Hydr.	1	2	0	0
Hyper.	1	1	0	0
Ign.	3	6	5	2
Iod.	0	0	3	3
Kali-Ars.	0	0	1	1

TIMES OF THE REMEDIES AND MOON PHASES.

	New Moon	First Quarter	Full Moon	Last Quarter
Kali-Bi.	3	5	7	5
Kali-C.	2	6	2	4
Kali-I.	1	0	1	0
Kali-Mur	0	0	0	2
Kali-P.	0	0	0	1
Kobalt.	0	0	1	0
Kreos.	0	1	0	1
Lac-C.	0	1	2	2
Lac-D.	0	0	1	0
Lach.	15	12	13	9
Lactrod.	1	0	0	1
Lapp.	1	1	0	0
Ledum	3	1	4	0
Lil-Tig.	1	2	0	0
Lith-C.	0	1	0	0
Lobel	1	0	0	0
Lyc.	15	12	20	14
Mag-C.	1	1	1	1
Mag-M.	0	0	2	2
Mar-V.	0	0	2	1
Medor.	3	9	1	1
Merc.	7	3	11	10
Merc-C.	4	1	2	2
Merc.-Cy.	1	0	1	0
Merc-D.	0	1	0	0
Merc-I-F.	6	4	2	1
Merc-I-R.	2	1	1	5
Mez.	1	2	2	0
Mur-Ac.	1	2	2	1
Murex	1	0	0	0
Naja	0	0	2	1

TIMES OF THE REMEDIES AND MOON PHASES. 175

	New Moon	First Quarter	Full Moon	Last Quarter
Nat-Ars.	2	0	1	0
Nat-C.	1	0	2	1
Nat-M.	7	17	12	9
Nat-P.	1	0	2	0
Nat-S.	3	1	3	3
Nit-Ac.	0	4	6	3
Nux-M.	0	2	0	1
Nux-V.	20	10	5	13
Opium.	0	1	1	1
Pall.	0	0	2	0
Parei-Br.	0	0	0	1
Petrol.	1	1	0	0
Phos.	21	20	51	32
Phos-Ac.	0	1	1	5
Phyt.	9	1	3	7
Plat.	0	0	0	4
Plb.	0	3	1	0
Podo.	1	0	1	1
Polym.	0	0	0	1
Populus.	0	1	0	0
Psor.	1	1	1	2
Ptel.	0	0	0	1
Puls.	21	28	19	29
Pyrog.	1	1	3	0
Rad.	0	1	0	2
Rhus-T.	27	15	10	18
Rumx.	0	2	0	2
Ruta	0	0	0	1
Sabad.	2	1	1	1
Sabal.	2	2	0	0
Sabi	0	1	0	0

TIMES OF THE REMEDIES AND MOON PHASES.

	New Moon	First Quarter	Full Moon	Last Quarter
Sang.	0	5	4	2
Sanic.	0	2	1	0
Sars.	0	0	0	1
Scroph.	0	0	0	1
Secale	1	0	0	0
Sel.	0	1	0	2
Senecio	3	1	1	0
Senega	0	1	0	1
Sepia	15	19	10	26
Silica	9	11	9	3
Solidago.	4	0	2	0
Spig.	1	0	1	3
Spong.	1	0	2	1
Stan.	2	2	0	0
Staph.	3	1	2	2
Stram.	1	1	1	0
Stront.	0	1	2	0
Sulph.	20	12	25	29
Sulph-I.	1	5	7	8
Symphy.	1	1	1	1
Syphilin	0	2	1	2
Tabac.	2	0	0	3
Tarent.	0	0	1	0
Tellur.	0	0	1	0
Thuj.	5	7	4	5
Tuberc.	1	1	0	4
Urt-U.	1	0	0	0
Uva-Ursi.	1	0	0	0
Variolin.	0	1	0	0
Verat-V.	2	0	2	4
Verat-V.	2	3	4	1

	New Moon	First Quarter	Full Moon	Last Quarter
Vibur. . . .	0	2	2	0
Xanth. . . .	0	0	1	0
Zinc. . . .	1	0	0	0
Zinc-Pic. . .	0	0	0	1
Zinc-Sul. . .	0	1	1	0

MOON PHASES.

The following extracts from a letter by Dr. Boger throws more light on the subject:—

The *Moon Phases* refers exclusively to cured cases and was undertaken in order to determine the relative standing of the remedies in this respect. Very little has heretofore been done along this line. The results are entirely clinical and are to be valued as symptoms belonging to the drug according to the number of confirmations obtained. As one can see *Phosphorus* shows the most decisive result in this respect. So that now I look upon the full moon as pointing strongly, but not exclusively to this drug; the other symptoms in a given case must accord with the choice, or it is not a *Phosphorus* case. In other words, the moon table is a strong confirmatory symptom evaluator in the final decision, as to the remedy to be chosen. One can almost use it to start the search for the similimum.

As the table grows the different drugs are automatically taking their correct positions in the table. I am giving here a very recent illustration. A frail child was attacked with whooping cough, which in a few days suddenly developed in a violent pleurisy. Such cases are very dangerous both soon and eventually. Therefore there was nothing to do but to find the exact similimum at once; this proved to be *Lycopodium* which most happily aborted the whole thing in a few hours; the trouble passed away fully with the advent of a prodigious sweat. With this fine result I was justified in adding one more point to *Lycopodium* in the table showing the last quarter: but when all of the figures in the other three phases under *Lycopodium* are compared, the last quarter does not stand out, so prominently after all, but when many such results are added to the scheme, it will most certainly show which is the predominant time phase of its action and that counts for much.

That is the way the table has been made up, from my daily work, my records and a few well-marked ones in the journals. Obviously these can not be traced to their sources just now, but in the main, the prescriptions have been made in the usual homœopathic way and determining their moon date in a new procedure which I am glad to say is showing good and exclusive results in quite a large number of remedies.

TIMES OF THE REMEDIES AND MOON PHASES—C.M. Boger

INDEX

THE TIMES WHICH CHARACTERIZE THE APPEARANCE AND
AGGRAVIATION OF THE SYMPTOMS AND THEIR REMEDIES : 37
    Spring, Summer, Autumn 37
    Winter 38
    Fewer 38
    Periodicity 44
    During Day 49
    Morning (4 AM to 9 AM) 55
    Forenoon (9 AM to 12 Noon) 81
    Noon 87
    Afternoon (12 Noon to 6 PM) 90
    Evening (6 PM to 9 PM) 101
    Night (9 PM to 4 AM) 124

Mind 44	50	58	82	87	91	105	127
Sensorium 45		59	82	88	92	106	129
Head 45	50	59	82	88	92	106	129
Eyes 46	50	62	83	88	93	108	130
Ears 46	50	64	83		94	109	131
Nose 46	51	64		88	94	109	132
Face 46	51	65	83	88	94	110	133
Mouth		65				110	133
Teeth 46	51				94	110	134
Taste		66					
Throat		67			94	111	134
Stomach 47	51	67	84	88	95	111	135
Abdomen 47	51	69	84	89	95	112	137
Stool 47	51	70	84		96	114	
Rectum			84	89	96	113	139
Anus	51	69	84			113	139
Urinal Organs		71	85		96	114	141
Urine	52	71	85		96	114	143
Male Sexual Organs	52	71		89	96	114	144
Female Sex. Organs 47	52	72			96	115	144
Larynx 46	52	72			97	115	145
Respiratory Organs 47	52	73	85	89	97	115	145
Cough							147
Chest	53	74	85		97	117	151
Heart 48	53	75	85		97	117	151
Neck 48		75			97	117	152
Back	53	75	85		98	118	152
Extremities 48		76	85				154
Upper	53				98	118	
Lower	53		85	89	98	119	
Generalities	54				99		
Expectoration							150
Skin 48		78				120	159
Sleep 48	54	78	85	89	99	121	162
Fever 48	54	78	86	89	99	121	162

MOON PHASES 167
    Introduction 169
    Moon Phases (table) 171
    Moon Phases (letter) 178